BIBLIOTHÈQUE MÉDICALE

PUBLIÉE SOUS LA DIRECTION

DE MM.

J.-M. CHARCOT	G.-M. DEBOVE
Professeur à la Faculté de médecine de Paris, membre de l'Institut.	Professeur à la Faculté de médecine de Paris, médecin de l'hôpital Andral.

BIBLIOTHÈQUE MÉDICALE

CHARCOT-DEBOVE

VOLUMES PARUS DANS LA COLLECTION

V. Hanot. — La Cirrhose hypertrophique avec ictère chronique.
G.-M. Debove et Courtois-Suffit. — Traitement des Pleurésies purulentes.
J. Comby. — Le Rachitisme.
Ch. Talamon. — Appendicite et Pérityphlite.
G.-M. Debove et Rémond (de Metz). — Lavage de l'estomac.
J. Seglas. — Des Troubles du langage chez les aliénés.
A. Sallard. — Les Amygdalites aiguës.
L. Dreyfus-Brisac et I. Bruhl. — Phtisie aiguë.
P. Sollier. — Les Troubles de la mémoire.
De Sinéty. — De la Stérilité chez la femme et de son traitement.
G. M. Debove et J. Renault. — Ulcère de l'estomac.
G. Daremberg. — Traitement de la phtisie pulmonaire. 2 vol.
Ch. Luzet. — La Chlorose.
E. Mosny. — Broncho-Pneumonie.
A. Mathieu. — Neurasthénie.
N. Gamaleïa. — Les Poisons bactériens.
H. Bourges. — La Diphtérie.
Paul Blocq. — Les Troubles de la marche dans les maladies nerveuses.
P. Yvon. — Notions de pharmacie nécessaires au médecin. 2 vol.
L. Galliard. — Le Pneumothorax.
E. Trouessart. — La Thérapeutique antiseptique.
Juhel-Rénoy. — Traitement de la fièvre typhoïde.
Patein. — Les Purgatifs.

POUR PARAITRE PROCHAINEMENT

J. Gasser. — Les Causes de la fièvre typhoïde.
L. Capitan. — Thérapeutique des maladies infectieuses.
Auvard et Caubet. — De l'Anesthésie chirurgicale et obstétricale.
Chambard. — Morphinomanie.
Catrin. — Le Paludisme chronique.
Labadie-Lagrave. — Pathogénie et traitement des Néphrites et du mal de Bright.

Chaque volume se vend séparément. Relié : 3 fr. 50

LES
PURGATIFS

PAR

G. PATEIN

DOCTEUR ÈS SCIENCES, DOCTEUR EN MÉDECINE

PHARMACIEN EN CHEF DE L'HÔPITAL LARIBOISIÈRE

PARIS

RUEFF ET Cⁱᵉ, ÉDITEURS

106, BOULEVARD SAINT-GERMAIN, 106

LES PURGATIFS

CHAPITRE I

DU ROLE PHYSIOLOGIQUE DE L'INTESTIN. ACCIDENTS TOXIQUES D'ORIGINE INTESTINALE. DES MOYENS CAPABLES DE RÉTABLIR LES FONCTIONS ÉLIMINATRICES DE L'INTESTIN.

Tout être organisé, qu'il appartienne au règne végétal ou au règne animal, est obligé d'emprunter aux milieux qui l'entourent les éléments nécessaires à l'entretien de son existence : il y puise un certain nombre de principes, dits alimentaires, assimile une partie de ceux-ci et rejette le reste ; ce rôle est dévolu (en laissant de côté les végétaux et les animaux tout à fait inférieurs) à une série d'organes constituant *l'appareil digestif*, lequel devient plus compliqué à mesure que l'animal lui-même devient plus perfectionné. Chez l'homme ce sont l'estomac et l'intestin qui, avec le concours d'un certain nombre de glandes accessoires, accomplissent cette importante fonction, l'estomac n'agissant que comme organe digestif, l'intestin agissant à la fois comme organe de digestion, d'absorption et d'élimination. Comment l'intestin peut-il remplir cette importante mission ? Quels sont les accidents à redouter s'il ne la remplit pas ? S'il venait à faillir à sa tâche, si la fonction avait besoin d'être exaltée, avons-nous en main les moyens d'y remédier ? C'est à ces trois questions, seulement en ce qui touche l'élimination, que nous allons tenter de répondre dans ces pages.

DU RÔLE PHYSIOLOGIQUE DE L'INTESTIN

Dans toute sa longueur l'intestin possède deux sortes d'éléments qui jouent un rôle capital dans son fonctionnement : des *fibres musculaires* et des *glandes*. La couche musculaire de l'intestin grêle est formée de deux ordres de fibres lisses : les unes circulaires, formant un plan profond, les autres, longitudinales, superposées aux précédentes ; toutes s'étendent du pylore au cæcum ; dans le gros intestin les fibres circulaires forment une couche régulière dans toute l'étendue, si ce n'est au niveau du rectum ; les fibres longitudinales et superficielles forment trois bandelettes, semblant prendre naissance au niveau de l'appendice vermiculaire. Les glandes de la musculeuse sont, pour l'intestin grêle, des glandes en tubes ou de Lieberkühn, des glandes en grappes ou de Brunner, des *follicules clos*, tantôt isolés, tantôt réunis ou agminés et constituant les *plaques de Peyer* ; le gros intestin ne contient pas de plaques de Peyer ; on y trouve seulement des follicules clos et des glandes en tubes. Les artères mésentériques fournissent à l'intestin dans toute sa longueur le réseau de sang artériel ; le sang veineux s'écoule par les veines mésaraïques constituant deux des principales origines de la veine porte. Les lymphatiques forment deux réseaux : l'un, ayant son origine dans la couche musculeuse et qui accompagne le plexus nerveux d'Auerbach, l'autre, les chylifères, ayant son origine dans la couche muqueuse superposée au plexus de Meissner. Enfin, on sait que le péritoine enveloppe l'intestin dans la plus grande partie de sa longueur. Ces données étant rappelées, le rôle de l'intestin devient facile à comprendre ; les aliments après avoir subi la digestion stomacale, à savoir une peptonisation des matières albuminoïdes, grâce à la pepsine agissant en milieu acide, l'acide chlorhydrique empêchant en outre l'action des microbes ingérés, passent dans le duodénum par le pylore dont la contraction cesse ; ils reçoivent alors la bile qui émulsionne les matières grasses, le suc pancréatique qui achève la peptonisation des albuminoïdes, la saccharification des amylacées et l'émulsion des graisses ; ils continuent leur marche, favorisée par les *mouvements péristaltiques*, et à leur masse s'ajoute le *mucus intestinal*, ensemble des liquides sécrétés à la surface de la muqueuse intestinale par les glandes de Lieberkühn, de Brunner et des autres glandes de cette muqueuse ; ce mucus complète la liquéfaction et la dissolution des aliments et permet l'absorption de la partie assimilable au niveau des villosités ; les chylifères prennent tous les éléments du chyle : les veines, au contraire, prennent le chyle sans ses matières grasses. Le résidu continue à cheminer en durcissant de plus en plus à travers le cæcum, le côlon ascendant, le côlon transverse et le côlon descendant où se forment les bols fécaux ; ceux-ci, grâce aux contractions du gros intestin et au mucus intestinal qui facilite leur glissement, pénètrent dans le rectum, s'accumulent dans l'ampoule rectale jusqu'à ce qu'ils en soient expulsés par la défécation. Ces excréments, que l'homme rend ordinairement d'une façon quotidienne, ont une couleur dépendant surtout des pigments biliaires plus ou moins altérés ; leur réaction peut être neutre, acide ou alcaline, l'alcalinité provenant des fermentations ammoniacales, l'acidité des fermentations lactiques et butyriques ; leur odeur est due à l'indol et au scatol, produits de décomposition des matières albuminoïdes sous l'action des microbes, qui, au sortir de l'estomac, ont trouvé dans l'intestin un milieu propre à leur développement, et qui même, d'après Marloff et Wenz, concourent à la peptonisation dans l'intestin grêle ; l'hydrogène sulfuré contribue également à l'odeur infecte des matières fécales. Les fèces, à l'état physiologique, sont constituées par les substances alimentaires non assimilables en excès, des produits provenant du tube digestif, mucus, épithéliums, éléments biliaires, des bactéries et leurs sécrétions, et environ 75 p. 100 d'eau. Dans les cas d'ictères consécu-

tifs à une oblitération des canaux biliaires, ou à la suite
de fistules biliaires, les excréments ont une couleur gris
sale, une odeur infecte et renferment une forte proportion
de matières grasses. Chez les dysentériques les selles perdent peu à peu le caractère des matières fécales et ressemblent plutôt à des liquides séreux et albumineux ; dans la
chylorrhée les selles renferment une quantité considérable
de débris épithéliaux, et ont un aspect laiteux. Enfin, mentionnons les mélanges gazeux contenus dans les différentes
parties de l'intestin, variant suivant la portion intestinale,
l'alimentation, etc., et provenant des fermentations qui
accompagnent la digestion.

En résumé, pour que l'expulsion du contenu intestinal
puisse se faire régulièrement, il faut d'une part qu'aucun
obstacle ne s'oppose à son parcours, d'autre part que les organes sécréteurs et les organes moteurs, fibres musculaires
et leurs nerfs, fonctionnent dans toute leur intégrité ; que
l'un de ces éléments soit atteint, survient la constipation,
c'est-à-dire la rareté ou l'insuffisance des matières fécales,
qui deviennent d'une dureté et d'une sécheresse extrêmes ;
si la sécrétion des sucs intestinaux fait défaut, la marche
du bol alimentaire est ralentie, et il y a arrêt des matières ;
si la tunique musculaire cesse ses mouvements péristaltiques, encore arrêt des matières ; de même encore si le
malade est atteint d'une affection médullaire qui lui fait
perdre la sensation, point de départ de la défécation ; ou
bien si celle-ci est extrêmement douloureuse, il fera des
efforts, inconscients ou volontaires, pour l'éviter ; enfin
qu'un obstacle situé à l'intérieur ou à l'extérieur de la paroi intestinale s'oppose à la marche du bol fécal, et la
constipation arrive encore, quand ce n'est pas l'occlusion
intestinale, c'est-à-dire l'absence absolue des garde-robes
avec son cortège d'accidents.

ACCIDENTS TOXIQUES D'ORIGINE INTESTINALE

A l'état physiologique, lorsque l'intestin remplit normalement ses fonctions d'absorption et d'élimination, l'équi-

libre est parfait entre les matières toxiques qui ont pris
naissance pendant la digestion et celles qui ont été éva-
cuées par les fèces; en réalité, une certaine quantité a bien
été absorbée par la surface intestinale, mais, entraînée dans
le torrent circulatoire, elle a été en partie détruite dans le
foie, en partie éliminée par le rein et les émonctoires; les
troubles n'apparaissent que lorsque l'équilibre est rompu
par défaut de destruction ou d'élimination. Examinons les
choses de plus près.

L'enfant à sa naissance possède un tube digestif parfaitement exempt de microbes, et Escherich n'a pu en trouver
ni dans le méconium, ni dans les premières selles; ce n'est
qu'après qu'il a respiré quelques heures que ces microbes
font leur apparition, surtout si l'enfant, n'ayant pas pris le
sein, a absorbé un lait non stérilisé; à partir de ce moment l'appareil digestif sera continuellement peuplé de
micro-organismes qui joueront dans la digestion un rôle
des plus remarquables, les uns ayant une action physiologique et utile, les autres une action pathologique et nui-
sible; les uns ne faisant que traverser l'intestin, d'autres
appartenant à des espèces qui habitent l'intestin d'une
manière permanente; c'est qu'en effet les bactéries trouvent là un excellent terrain, les meilleures conditions de
température, d'humidité, de nourriture et de stagnation
relative. L'estomac au contraire est, à l'état normal, grâce
à l'acide chlorhydrique du suc gastrique, très défavorable
à l'existence des microbes; il en détruit une grande partie,
et le reste ne recouvre sa vitalité que dans l'intestin; c'est
là que ces parasites, se nourrissant des aliments que nous
n'avons pu assimiler, sécréteront des ferments solubles,
dont quelques-uns exerceront une action des plus favorables sur notre propre digestion, en hydratant, peptonisant
les matières albuminoïdes, saccharifiant l'amidon, interver-
tissant le sucre, etc. On sait d'ailleurs que dans la bouche
on observe un fait analogue, que la salive ne saccharifie
l'amidon qu'après avoir séjourné dans la cavité buccale, et
s'y être peuplée de microbes dont M. Vignal a pu isoler et
étudier un certain nombre d'espèces; le rôle des bactéries

dans la digestion intestinale est assez important pour que M. Duclaux ait pu dire : « Il y a donc, superposée à la digestion naturelle, une digestion microbienne, équivalente à l'autre en puissance, et pouvant même prendre entièrement à son compte la digestion de certaines substances....

« Les actions des diastases n'étant jamais accompagnées de dégagement gazeux, c'est aux ferments du canal intestinal, spécialement aux anaérobies, que sont dus les gaz intestinaux, plus ou moins abondants, plus ou moins fétides, suivant l'état du tube digestif, la nature des aliments, celle des microbes que le canal renfermait déjà ou que les aliments eux-mêmes y apportent. Ces gaz ne manquent jamais, mais c'est lorsqu'il y en a le moins que la digestion est le plus normale. »

Ils peuvent donc quelquefois suppléer à l'insuffisance de nos sucs digestifs ; mais ce ne sont pas des auxiliaires indispensables, d'après Bouchard, qui a pu constater une digestion paraissant complète et parfaite chez des animaux soumis à une antisepsie intestinale de beaucoup supérieure à la dose capable de détruire toute fermentation microbienne, et qui cependant augmentaient de poids et présentaient toutes les apparences de la force et de la santé. Et même, ajoute cet auteur : « Si accessoirement ils travaillent pour nous, souvent ils agissent manifestement contre nous.

« Car ce sont eux qui fabriquent incessamment dans le tube digestif les acides acétique, butyrique, valérique, lactique, les hydrogènes sulfuré et carboné, l'ammoniaque, les ammoniaques composées, la leucine, la tyrosine, l'indol, le phénol, le crésol, le scatol, les alcaloïdes divers qui font que la matière putréfiée est toxique et qui, pour cette raison, font que la matière fécale aussi est toxique. »

Une partie de cette toxicité des matières fécales est due aux sels minéraux, en particulier à ceux de potasse ; l'autre partie a des origines diverses : les principes que nous venons d'énumérer plus haut, les ptomaïnes, ces poisons découverts par Gautier et Selmi, étudiés par Brieger, Viliers, Pouchet, etc., la bile elle-même dont les principes se précipitent partiellement et échappent ainsi à l'absorption intestinale, mais dont une petite quantité est cependant résorbée. Il est facile de se rendre compte de cette toxicité en injectant à des animaux l'extrait aqueux et l'extrait alcoolique de leurs matières fécales ; les fermentations putrides qui, sous l'action des microbes, s'accomplissent dans le tube digestif jouent un grand rôle dans la toxicité de la matière fécale, qui est moindre et surtout plus variable que celle de la matière putride.

D'après Bouchard l'extrait de 2 gr. 50 de viande putréfiée tue 1 kilogramme d'animal, alors qu'il faut l'extrait de 17 grammes à 45 grammes de matières fécales pour tuer 1 kilogramme de substance vivante. Il est facile de comprendre combien, dans certains cas pathologiques, ces putréfactions s'accomplissant avec une grande intensité, le contenu intestinal peut devenir toxique et dangereux : ainsi dans les embarras gastriques où la sécrétion du suc gastrique s'est plus ou moins ralentie, où la proportion d'acide chlorhydrique est devenue très faible ; ainsi dans certaines diarrhées putrides liées à des états ulcératifs de l'intestin, la fièvre typhoïde en particulier.

A l'état normal l'organisme ne semble pas incommodé par ces sources d'intoxication qu'il porte en lui-même, et cela pour un certain nombre de raisons. D'une part, grâce à la consistance des matières contenues dans le côlon et à leur contact uniquement périphérique avec la muqueuse, l'absorption intestinale est très lente et très faible ; elle existe néanmoins, mais à mesure que le sang se charge de principes toxiques, son passage dans le foie détruit une forte proportion de ceux-ci et rend moins toxiques ceux qui ne sont pas détruits, l'épuration se continue dans le rein, et l'on trouve dans l'urine les mêmes corps toxiques que ceux qui existaient dans l'intestin, l'élimination urinaire subissant des variations parallèles à celles de l'élimination intestinale. Ainsi, en admettant qu'un homme élimine par les urines en 24 heures une certaine quantité de poison, si on le soumet à l'antisepsie intestinale, on verra la toxicité urinaire diminuer progressivement. Enfin la destruction des corps qui ont pu échapper au foie et au rein s'achève par les oxydations et combustions qui s'effectuent dans le sang et les cellules de l'organisme.

Mais cet état normal peut faire place à un état plus ou moins pathologique et tout équilibre peut avoir disparu ; les sécrétions normales qui devaient mettre un frein à la pullulation des microbes se sont taries d'une façon plus ou moins complète, et les bactéries, que la bile peut être devenue insuffisante à balayer, que les mouvements péristaltiques peuvent être insuffisants à pousser jusqu'à l'anus, se multiplient et sécrètent des substances toxiques en grande quantité, substances dont l'absorption devient plus rapide dans un intestin devenu malade, et dont le foie, le rein, le sang et les émonctoires ne peuvent parvenir à éliminer et détruire qu'une faible partie.

Aussi voit-on survenir les accidents caractéristiques de l'empoisonnement : vomissements, petitesse du pouls, sueurs profuses, prostration, collapsus, pâleur et réfrigération ; c'est ce que l'on observe dans les cas d'occlusion intestinale, dans la constipation opiniâtre, pour laquelle il convient de distinguer deux phases ; car, si dans la seconde le contenu est doué d'une résistance qui empêche toute absorption sensible, dans la première, au contraire, les matières, molles, pâteuses, stagnantes, se prêtent admirablement à l'absorption intestinale. C'est là qu'il importe au plus haut point de réaliser l'antisepsie du tube digestif, après avoir, comme première mesure de désinfection et de désobstruction, administré un *purgatif*, c'est-à-dire une substance capable de *dépurer*, nettoyer, purifier ; il faut expulser ces matières fécales avec les alcaloïdes qu'elles renferment, ptomaïnes et leucomaïnes de Gautier, Tanret, Brieger, auxquelles sont bien liés les accidents de stercorémie, car l'expérience physiologique a montré que les ptomaïnes et leucomaïnes déterminent dans l'organisme vivant des symptômes analogues à ceux que produit la muscarine ; ce sont de véritables poisons du cœur et l'on voit se développer chez les animaux auxquels on les administre des troubles convulsifs et des modifications pupillaires.

Cette nécessité d'expulser le contenu intestinal n'avait pas échappé à nos pères, ainsi que le prouve l'ancienneté de l'emploi des purgatifs; l'explication seule différait, et encore dans la forme plutôt que dans le fond : « En effet, remplacez, dit Dujardin-Beaumetz, les mots d'humeurs peccantes, d'humeurs atrabilaires, par ceux de micro-organismes, d'alcaloïdes et de putréfaction, vous comprendrez alors l'importance qu'attachaient les médecins d'autrefois à ce groupe de médicaments, et vous saisirez alors bien mieux le langage des médecins du temps de Molière que l'immortel comédien nous a traduit en termes si exacts dans le *Malade imaginaire*. Ce n'est plus donc pour hâter de chasser dehors les *mauvaises humeurs* de Monsieur Orgon que Fleurant emploierait les nombreux apozèmes prescrits par Purgon, mais bien pour en chasser, dirions-nous aujourd'hui, les éléments putrides qui s'y sont développés. »

Il nous est maintenant permis de répondre à la seconde question que nous avions posée au commencement : Quels sont les accidents à redouter si l'intestin remplit mal ses fonctions? Laissant de côté un certain nombre d'effets éloignés et indirects dont nous parlerons plus tard, il y a tout d'abord lieu de craindre la stercorémie, ensemble plus ou moins complexe de symptômes dus à la résorption des substances toxiques d'origine intestinale, emportées dans le torrent circulatoire, devenu incapable de les détruire et de les éliminer.

DES MOYENS CAPABLES DE RÉTABLIR LES FONCTIONS ÉLIMINATRICES DE L'INTESTIN

Nous avons vu qu'un certain nombre de causes pouvaient produire la constipation. Celle-ci peut être d'origine alimentaire, ou bien due soit à un obstacle mécanique, soit à un défaut de sécrétion intestinale ou à une paresse des muscles intestinaux. Spring admet la division suivante : 1° *constipation saburrale*, provenant d'une alimentation plus ou moins défectueuse; 2° *toxique*, due à des poisons ou à des médicaments; 3° *cholestatique*, survenant à la suite du manque de sécrétion biliaire; 4° *gastrique*, admettant pour causes des affections de l'estomac; 5° *spasmodique* ou d'origine nerveuse; 6° *paralytique*, à la suite d'atonie des fibres musculaires de l'intestin ou des muscles de la paroi abdominale; 7° *hyperhémique*, propre à l'hyperhémie chronique de l'intestin; 8° *hypocrinique*, dans les cas où les sucs intestinaux sont insuffisamment sécrétés; 9° *cérébrale*, dans les cas d'affections cérébrales; 10° *sténotique*, provoquée par un obstacle mécanique.

L'hygiène alimentaire, jouant un grand rôle chez les constipés et pouvant à elle seule faire cesser la constipation, mérite d'être examinée. Plus les aliments sont azotés et assimilables, plus les garde-robes sont rares; au contraire les aliments d'origine végétale, herbacés, contenant une forte proportion de substances non absorbables sont une cause de selles copieuses et abondantes : c'est de là que vient la vogue des épinards, des pains de seigle; d'autre part certains aliments, les fruits mûrs, par exemple, contiennent des principes prédisposant aux garde-robes, tels l'oseille, les pruneaux, les raisins. La composition de l'eau dont on fait consommation ordinaire n'est pas non plus une quantité négligeable; ainsi de l'eau de Seine bue à Paris détermine une diarrhée plus ou moins abondante chez ceux qui n'ont pas l'habitude de la boire.

La paresse de l'intestin et des muscles de la défécation coïncide souvent avec un certain état de faiblesse générale, et la constipation dans ce cas réclamera à la fois une hygiène générale et un traitement abdominal : la marche, les exercices corporels d'une part; de l'autre le massage et l'électricité. Le massage rend les plus grands services dans les cas de constipation habituelle, de météorisme (Berne, Henri Soulier); les téguments abdominaux seront pétris, puis on pressera doucement sur la région cæcale au moyen des extrémités palmaires des quatre derniers doigts; on exécutera ensuite, au moyen des poings fermés, un massage, très doux quoique très profond, du côlon; le malade aura

préalablement uriné et l'on aura constaté l'absence de
toute tumeur ou de calcul dans la vésicule biliaire; des
pressions douces exercées au niveau de celle-ci favorise-
ront l'arrivée de la bile dans l'intestin.

M. Sahli, de Berne, fait du massage avec un boulet de
canon de 3 à 5 livres; Ewer combine le massage et la
gymnastique en chambre afin de redonner de la tonicité
aux muscles de la paroi abdominale et développer l'ampli-
tude de la respiration diaphragmatique; « le malade droit,
les mains sur les hanches, appuie le ventre contre une
table immobilisée; le médecin lui commande de se pencher en avant en même temps qu'il le retient par les
épaules: il le fait se pencher en avant, de côté, soit à
droite, soit à gauche, en faisant exécuter au tronc une
légère torsion, opposant toujours de la résistance aux mouvements ordonnés. Tous ces mouvements se font avec len-
teur; l'auteur pratique ensuite le massage, dans la position
horizontale, des parois abdominales relâchées; 1° la main
droite appuyée sur la main gauche, on presse la paroi
abdominale en imprimant des mouvements ondulatoires;
2° on pétrit, on foule, la masse pariétale et intestinale; 3° on
fait des mouvements de friction, de propulsion dans la direction du cæcum, du côlon; 4° on ébranle les parois, on
sollicite les contractions musculaires au moyen de chocs
avec les extrémités digitales ». La séance est d'une demi-
heure environ.

Dans les cas de constipation opiniâtre on peut avoir recours avantageusement à l'action contractile que produit
la galvanisation du rectum: il faut prendre toutefois, pour
éviter de cautériser la muqueuse intestinale, la précaution
d'injecter dans le rectum trois ou quatre cents grammes
d'eau: on introduira dans l'anus le *pôle négatif*, formé d'une
canule creuse en caoutchouc à l'intérieur de laquelle se
trouve un mandrin métallique; le courant électrique arri-
vera alors à la muqueuse intestinale par l'intermédiaire du
liquide dans lequel il se sera diffusé; le *pôle positif*, formé
d'une large plaque métallique, sera placé sur la paroi abdominale; l'intensité du courant sera de 8 à 12 milliampères.

la durée des séances de 15 à 20 minutes, interrompues par un repos de dix minutes. Boudet de Paris, qui s'est beaucoup occupé de cette question et a obtenu des succès dans des cas d'occlusion intestinale, préfère la galvanisation à la faradisation, dans laquelle la rapidité d'interruption du courant induit n'a pas d'action sur les muscles lisses dont les contractions sont lentes et rythmiques ; les courants faradiques produisent la contracture et non les mouvements péristaltiques ; de plus ils sont douloureux ; les courants continus agissent plus particulièrement sur la contraction des fibres lisses, les courants intermittents agissent surtout sur les muscles de la paroi abdominale.

On peut également agir sur l'ensemble des muscles qui prennent part à l'acte de la défécation à l'aide des douches froides, périnéales, anales et rectales. Mentionnons enfin la possibilité d'habituer l'intestin à entrer en contraction et s'exonérer régulièrement, en se présentant chaque jour à la selle à une heure fixe.

Avant d'entrer dans l'étude des purgatifs proprement dits, rappelons que l'on administrait autrefois du mercure, à des doses supérieures à 500 grammes, aux malades dont l'occlusion était due à un obstacle contenu à l'intérieur de l'intestin ; on attribuait au mercure la propriété de vaincre l'obstacle, grâce à son poids ; ce procédé est absolument illusoire, l'action de la pesanteur ne pouvant être invoquée si le malade garde la position horizontale, et d'autre part le mercure, loin de tomber en masse dans l'intestin grêle, n'y pénétrant que goutte à goutte et s'éliminant à la longue à un état de très grande division. On a essayé également de lever l'obstacle par des injections d'air, auquel on a substitué parfois l'acide carbonique, par exemple en introduisant dans le rectum des charges de bicarbonate de soude et d'acide tartrique, destinées à faire l'eau de Seltz et bouchant en même temps l'anus ; ce sont là des procédés grossiers qu'on ne saurait recommander ; cependant il faut dire qu'on peut obtenir de bons résultats en injectant de l'eau de Seltz dans le rectum ; le gaz carbonique paraît agir par sa pression et son influence sur la contractilité musculaire.

CHAPITRE II

On réserve généralement le nom de *purgatifs* proprement dits à un certain nombre de substances administrées
dans le seul but de provoquer des selles ou d'en augmenter le nombre ; cette définition ne préjuge en rien le
mode d'action de la substance administrée, mais repose
sur une propriété qui lui est inhérente, la caractérise aux
points de vue physiologique et thérapeutique, et que l'expérience seule a fait connaître sans que rien souvent ait
permis de la prévoir. Ces agents ont été connus dès la plus
haute antiquité et formaient une des principales bases de
la médecine égyptienne et de la médecine grecque. Hippocrate s'était élevé contre l'abus dont ils avaient été l'objet, aussi furent-ils quelque peu délaissés à un certain
moment, mais bientôt remis en honneur par Galien ; chacun sait le rôle important qu'ont joué les purgatifs au dix-
septième siècle ; il en fut ainsi jusqu'au commencement
du nôtre, où Broussais et ses élèves les proscrivirent, parce
qu'ils ne voyaient en eux que des agents irritants. Mais
Trousseau et Pidoux vinrent heureusement remettre les
choses au point. Le rôle que les théories contemporaines
font jouer à l'antisepsie du tube digestif a montré sous son
véritable jour l'utilité des purgatifs, et si peut-être à notre

époque il y a un regret à exprimer, c'est de voir une grosse part du public se purger à tout propos avec des produits dont il ignore la composition et généralement destinés à faire plus de bien à ceux qui les fabriquent qu'à ceux qui les prennent.

On a proposé pour les purgatifs un certain nombre de classifications basées tantôt sur les effets purgatifs produits, tantôt sur l'action physiologique. Trousseau et Pidoux les divisaient en deux grandes classes suivant qu'ils étaient puisés dans le règne végétal ou dans le règne minéral; Régnault dans son traité de pharmacologie a conservé cette distinction et traite à part les principes purgatifs végétaux; Bouchardat les divise en *drastiques*, *cathartiques* et *laxatifs* dans son formulaire, et en *végétaux*, *salins*, *émollients*, *mécaniques* dans sa matière médicale. Fonssagrives les classe de la façon suivante : *alcalino-salins*, *salins*, *antimoniaux*, *mercuriels*, *résineux*, *sucrés*, *acidulés*, *convulsivants*, *mécaniques* et *composés*. Luton, admettant comme base de classification le but auquel on destine les objets à classer, range les purgatifs en : *mécaniques*, *dérivatifs*, *révulsifs* et *dépuratifs*. Germain Sée propose de les diviser en 2 grandes classes : *évacuants purgatifs* et *purgatifs véritables*; les évacuants seraient subdivisés en deux genres, suivant qu'ils ont une action mécanique ou constrictive de la fibre musculaire intestinale; quant aux purgatifs proprement dits, Germain Sée les subdivise en 5 genres : *sels neutres*, *substances contenant de l'acide cathartique* (séné, rhubarbe), *glycosides* (aloès), *corps gras* (huile de ricin), *mannites*. Rabuteau se basant sur des considérations physico-physiologiques que nous allons avoir l'occasion d'examiner admet la division suivante :

PURGATIFS
- **Dialytiques** : Purgatifs salins (sulfates, chlorures, phosphates de soude et magnésie), manne, tamarin, etc.
- **Mécaniques** : Moutarde blanche, charbon, huiles végétales diverses administrées à haute dose.
- **Drastiques** : Huile de croton, aloès, coloquinte, jalap, scammonée, colchique.

Enfin Soulier, dans son excellent traité de thérapeutique, consacre un chapitre spécial à ceux qui ont une action cholagogue et divise les autres en quatre classes :

1° *Eccoprotiques* ; ce sont de simples exonérateurs, provoquant des selles normales ; ils sont indiqués pour combattre la constipation ; leur action se borne quelquefois à faciliter le glissement du bol fécal.

2° *Laxatifs* ; produisant des selles molles ; en réalité ils ont la même action que les précédents, mais à un degré un peu plus énergique.

3° *Purgatifs* ; produisant des selles liquides, accompagnées d'une inflammation intestinale légère et de coliques toujours modérées ; l'auteur distingue les corps de cette classe suivant leur origine végétale ou minérale, mais non suivant une action dialytique ou phlogogène.

4° *Drastiques* ; les selles sont liquides, accompagnées de coliques souvent intenses ; elles renferment des produits inflammatoires.

Avant d'établir la classification que nous adopterons, passons en revue les différentes théories que l'on a émises pour expliquer l'effet des purgatifs. Rappelons d'abord brièvement quelques opinions émises pendant la première moitié de notre siècle. Alibert attribuait la purgation à un effet sur la contractilité musculaire de l'intestin ; Schwilgué, au rejet par l'anus des matières contenues dans l'appareil digestif et dues à l'augmentation des sécrétions et contractions intestinales, accompagnées d'un trouble général plus ou moins grand ; Giacomini et l'école italienne fai-

saient des purgatifs des hyposthénisants entériques, Guer-
sant des substances douées d'une action qui leur est
propre.

Poiseuille le premier appliqua à l'effet purgatif la théorie
de l'*endosmose*, soutenue si vivement plus tard par Rabuteau ; Bucheim invoquait seulement la *diffusion*. Dévelop-
pons ces théories physiquement. Si l'on met au fond d'un
vase une certaine quantité d'une dissolution concentrée de
sulfate de cuivre ammoniacal et qu'on verse ensuite de
l'eau distillée avec assez de précaution pour que les liquides
restent superposés sans se mélanger, on verra bientôt la
couche de séparation perdre sa netteté et il se formera une
couche de transition d'un bleu pâle dont la couleur va en
diminuant d'intensité vers le haut. Cette couche devient
de plus en plus épaisse, et au bout d'un temps suffisant,
malgré les précautions prises pour soustraire le liquide à
toute agitation, sa composition et sa couleur sont devenues
uniformes et l'on dit que le *sulfate de cuivre s'est diffusé* ;
c'est à Graham que l'on doit la première étude de ce phénomène ; et cette diffusion qui varie avec la nature des
corps est soumise à un certain nombre de lois :

1° La quantité de sel qui passe à chaque instant d'une
couche à une autre est proportionnelle à la différence de
concentration des deux couches considérées.

2° La diffusion croît avec la température.

3° Elle varie avec les substances, et l'on nomme *coefficient de diffusion* la quantité de sel qui passe, à travers
l'unité de surface et pendant l'unité de temps, entre deux
couches dont la différence de concentration est 1 et la
distance verticale égale à l'unité.

Ce que nous venons de dire pour deux liquides en contact direct s'applique également au cas où ces liquides
sont séparés par une cloison poreuse, mais le phénomène
change si la cloison poreuse devient une membrane végétale ou animale ; l'expérience de Dutrochet est devenue
classique : il prenait un tube dont l'extrémité inférieure
plongeait dans une peau de vessie, liée sur son pourtour
et contenant une solution saline ; il plongeait la vessie

dans une cuvette contenant de l'eau distillée et voyait bientôt le niveau du liquide s'élever dans le tube, tandis qu'il constatait que du sel était passé dans la cuvette ; il y avait donc eu échange et passage d'une certaine quantité d'eau pure de l'extérieur à l'intérieur et d'une *quantité plus faible* de solution saline de l'intérieur à l'extérieur ; le phénomène fut appelé *endosmose*, l'inverse *exosmose*, et on réunit sous le nom d'*osmose* l'ensemble de ces passages à travers les membranes, sans en spécifier la direction. Comme la diffusion, le phénomène est soumis à des lois physiques, qui sont les suivantes :

1° La quantité de substance qui traverse les membranes est proportionnelle à l'étendue de celles-ci.

2° Pour des solutions à différents titres d'une même substance, la quantité du liquide qui traverse est proportionnelle à la densité de la solution (cette loi n'est exacte qu'entre certaines limites).

3° Pour que le phénomène ait lieu, il faut que les liquides puissent agir sur les faces de la membrane avec laquelle ils semblent produire une combinaison momentanée.

On a déterminé les *équivalents osmométriques* avec un appareil analogue à l'*osmomètre de Dutrochet* ; on remplit celui-ci de la solution saline et on renouvelle continuellement l'eau dans laquelle il est plongé jusqu'au moment où celle-ci reste pure, ce qui indique que le phénomène est terminé, et l'on appelle *équivalent osmométrique* le rapport qui existe entre la quantité d'eau employée et le poids du sel qu'elle a entraîné ; cette définition montre que des substances à *équivalent osmométrique élevé passent le moins rapidement*. Disons en passant que la *dialyse* est une application de l'osmose ; un *dialyseur* se compose d'un cylindre de bois ayant comme fond une membrane de parchemin appelée *septum* ; on y place la solution saline et on le fait plonger dans un récipient contenant de l'eau pure.

Ceci posé, l'explication que donne Poiseuille de l'action des purgatifs devient facile à comprendre ; les sulfates de soude et de magnésie ont un équivalent osmométrique très élevé; portés dans l'intestin, ils doivent donc provoquer dans celui-ci un afflux considérable de liquide; et plus l'équivalent osmométrique sera élevé, plus l'afflux sera considérable; pour démontrer ce principe, Poiseuille modifie l'expérience de Dutrochet, met de l'eau de Sedlitz dans l'endosmomètre et fait plonger celui-ci dans du sérum sanguin : il s'établit bientôt un double courant dans le sens prévu, la prédominance étant pour le sérum qui se rend dans l'endosmomètre. De plus il constate que certaines substances telles que la morphine, pour lesquelles on a créé le nom d'*anexosmotiques*, s'opposent à l'endosmose, d'où leur emploi rationnel contre la diarrhée. Claude Bernard fait remarquer à ce sujet que le sucre, dont l'équivalent est très élevé, n'est pas purgatif, qu'un certain nombre de substances ne peuvent avoir aucune propriété dialytique et ont cependant une action purgative; c'est montrer que la théorie de l'endosmose est incomplète, mais non qu'elle est fausse; l'objection tirée de la présence de l'épithélium et du rôle qu'il peut jouer est beaucoup plus sérieuse; enfin le grand physiologiste émet cette assertion que le sulfate de soude injecté dans les veines peut produire la purgation, assertion contre laquelle s'est vivement élevé Rabuteau. D'après celui-ci il y a au contraire, dans ce cas, de la constipation, les phénomènes osmotiques se produisant en sens inverse. Cette constipation suit en effet l'administration des purgatifs salins, et voici comment l'explique Rabuteau. A dose forte il y a un courant dirigé du sang vers la surface intestinale si l'administration a eu lieu par la voie digestive; le courant serait dirigé de l'intestin au sang s'il y avait eu injection veineuse; si la dose ingérée est faible, le purgatif agit comme s'il avait été injecté dans le sang et produit la constipation; si la dose a été suffisante pour produire des déjections alvines, une partie est encore absorbée, passe dans le torrent circulatoire et produit la constipation tant qu'elle n'a pas été éliminée par l'urine, ce qui peut demander deux ou trois jours.

Ainsi Rabuteau explique-t-il par des considérations pure-

ment physiques l'action purgative de certains composés
salins. Il invoque à l'appui de son opinion une expérience
de Legros et Onimus, qui ayant introduit tantôt du sulfate
de soude, tantôt du sulfate de magnésie par une fistule
intestinale chez un chien, ont vu que ces sels ne produi-
saient aucun changement dans la force ou la fréquence
des contractions péristaltiques; les résultats furent obtenus
par la méthode graphique, à l'aide de l'entérographe, ampoule pleine d'air introduite par la fistule intestinale, et
dont les variations de volume accusaient les mouvements
de contraction de l'intestin; les tracés montrèrent des oscil-
lations régulières et continues, comme à l'état physiologique.

Rabuteau répond encore à Vulpian, émettant l'opinion
que les purgatifs salins n'agissent pas seulement par endosmose, mais produisent aussi un catarrhe intestinal; qu'il
n'a jamais pu constater ce catarrhe chez des chiens, après
avoir introduit chez ceux-ci du sulfate de soude dans une
anse intestinale. Quant à l'expérience de Luton, qui dit
avoir obtenu des effets purgatifs avec des injections hypodermiques de 10 centigrammes de sulfate de magnésie dans
1 gramme d'eau, il lui oppose celle de Gubler, qui n'a
observé aucun effet purgatif par les injections hypodermiques de sulfate de magnésie, même avec 20 centigrammes dissous dans 1 gramme d'eau.

La théorie de la diffusion de Bucheim nous arrêtera bien
moins longtemps; cet auteur pense que les purgatifs salins
doivent cette propriété au fait que leur présence empêcherait la résorption normale des liquides intestinaux; comme
dans la théorie de l'endosmose, les corps les moins diffusibles seraient également les plus purgatifs. Ainsi le chlorure de sodium étant très diffusible ne saurait produire
d'effets purgatifs qu'à dose élevée. Schmiedeberg qui, comme
Bucheim, invoque plutôt une faible diffusibilité qu'une
action phlogogène pour expliquer les effets purgatifs, fait
ressortir, à l'appui de sa thèse, que certains purgatifs végétaux (ricin) contiennent des substances colloïdes, par
conséquent non diffusibles, qui empêcheraient en outre la

résorption du principe cathartique auquel est due l'action purgative.

Pour Thiry et Radziejewsky il n'en est plus ainsi : diffusion et osmose ne jouent plus aucun rôle; tout dépend d'un accroissement dans l'énergie et l'accélération des mouvements péristaltiques de l'intestin, d'où empêchement de la résorption des sucs intestinaux sécrétés normalement; ceux-ci n'étant plus résorbés constituent les selles diarrhéiques. Radziejewsky base son opinion sur l'identité de composition des selles purgatives et des selles normales; d'autre part Khune admet que l'intestin verse dans sa cavité une grande quantité de sucs, qu'il reprend ensuite; cette quantité a été estimée par Bidder et Schmidt à 10 kilogrammes pour vingt-quatre heures. Les causes qui agissent sur la contractilité musculaire intestinale jouent évidemment un grand rôle dans l'action purgative, et l'on peut voir une émotion vive, le froid, etc., agissant d'une façon réflexe sur le muscle intestinal, produire des évacuations alvines subites et abondantes. Thiry et Radziejewsky, dans leurs expériences, créaient une fistule sur le côlon descendant d'un chien, puis administraient un purgatif en même temps que les aliments; ceux-ci, plus ou moins digérés, apparaissaient à l'origine de la fistule beaucoup plus rapidement que s'ils avaient été pris sans purgatif; l'influence de la péristalse ne saurait ici être mise en doute, mais la considérer comme exclusive ne paraît pas légitime; elle varie avec les substances et a pu d'ailleurs être mesurée par un certain nombre d'auteurs; Hers, Brand, Tappeiner mesuraient l'action péristaltogène par la force et la rapidité qui entraînaient dans l'intestin un ballon de caoutchouc introduit par une fistule gastrique; la force peut varier du simple au triple, la rapidité du simple au septuple; c'est l'action du gros intestin qui est la plus importante, la péristalse de l'intestin grêle étant si rapide que les matières sont encore liquides à la fin de l'iléon.

Armand Moreau voyait dans l'effet purgatif une irritation de la muqueuse intestinale provoquant une sécrétion plus abondante. Les expériences étaient basées sur le procédé

de Colin, employé également par Vulpian, Lauder Brunton
et Brieger ; ce procédé consiste à placer deux pinces, sur
une portion de l'intestin, de façon à l'isoler du reste
du tube digestif ; les produits que pouvait contenir cette
anse intestinale ont été préalablement chassés par une pression convenable ; on y injecte alors une solution de
4 grammes de sulfate de magnésie dans 20 grammes d'eau
et on la rentre dans l'abdomen ; au bout de vingt-quatre
heures, Moreau a pu constater que 200 à 500 grammes de
liquide avaient été appelés à l'intérieur de cette anse intestinale ; la morphine peut ralentir ou empêcher le phénomène ; le liquide contient du mucus, des leucocytes et
du suc intestinal. L'expérience réussit toujours : on doit
donc rejeter l'opinion de Thiry et Radziejewsky qui ne
veulent voir dans la purgation qu'une exagération des
mouvements intestinaux, Onimus et Legros ayant montré
péremptoirement que celle-ci ne saurait exister avec les
purgatifs salins.

Nous arrivons enfin aux expériences de Vulpian qui a
placé la question sous son véritable jour, et l'a étudiée d'une
façon magistrale ; pour lui, le résultat définitif du contact
immédiat des purgatifs est un catarrhe intestinal, et l'on
peut voir se développer toutes les altérations propres à
l'entérite : gonflement de la muqueuse, congestion uniforme
ou en plaques nombreuses et irrégulières, apparence exsu-
dative des liquides sécrétés, sont mentionnés par Vulpian ;
la muqueuse intestinale peut prendre une couleur rouge
très vive, et la congestion s'étend parfois jusqu'au tissu cellulaire sous-péritonéal ; les selles sont formées par un
liquide muqueux, tenant en suspension un grand nombre
de cellules épithéliales isolées ou agminées, quelques-
unes ayant un noyau qui a subi l'altération vésiculeuse de
Ranvier, altération symptomatique, suivant cet histologiste,
de l'irritation de l'épithélium ou des tissus sous-jacents.
Vulpian a trouvé également dans ces liquides des globules
blancs et rouges, des granulations moléculaires ressemblant aux granulations du chyle et des vibrions. « En résumé, conclut-il, les purgatifs introduits dans les voies

digestives agissent en irritant la membrane muqueuse de ces voies.

« Cette irritation détermine des modifications de l'épithélium intestinal et une excitation des extrémités périphériques des nerfs intestinaux centripètes. Cette excitation est portée jusqu'aux ganglions nerveux thoraciques inférieurs et intra-abdominaux (ganglions des plexus solaires et mésentériques, ganglions des plexus de Meissner et d'Auerbach), puis elle se réfléchit par les nerfs vaso-moteurs sur les vaisseaux des parois intestinales, et par les nerfs sécréteurs sur les éléments anatomiques de la muqueuse, entre autres sur ceux des glandes de Lieberkühn. Il en résulte une congestion plus ou moins vive de la membrane muqueuse intestinale (action réflexe vaso-dilatatrice); une desquamation épithéliale avec production rapide et abondante de mucus, diapédèse ou non, de leucocytes, et une sécrétion active du suc intestinal, auquel se mêlent sans doute, dans certains cas, les produits d'une transsudation profuse, formés surtout d'eau et de certains sels du sang, et due au travail exagéré et vicié, dont les éléments de la membrane sont le siège.

« C'est là, il me semble, ce qu'il y a d'essentiel dans le mécanisme de l'action des substances purgatives, quelles que soient d'ailleurs ces substances.

« Dans un certain nombre de cas, les actions réflexes dues à l'irritation produite par les purgatifs, ne s'effectuent pas uniquement en suivant les arcs diastaltiques que je viens d'indiquer; l'excitation peut être assez vive pour être transmise jusqu'à la moelle épinière et pour provoquer des douleurs. Tel est le mode de production des coliques; on sait qu'elles se manifestent et plus fréquemment et avec plus d'intensité, lorsqu'on fait usage de certains purgatifs (les drastiques) que lorsqu'on en emploie d'autres (purgatifs salins). »

Les coliques n'ont pas besoin, pour se produire, du contact direct du purgatif avec la muqueuse intestinale; c'est ainsi que l'huile de croton peut les provoquer avant d'être arrivée à l'intestin; elles sont donc très probablement le fait de contractions spasmodiques de celui-ci.

La théorie de Vulpian permet également de s'expliquer les causes d'atténuation ou d'inactivité des purgatifs, lorsqu'il y a eu atténuation ou retard dans leur effet topique. Ainsi l'action du purgatif introduit directement dans l'intestin se manifeste plus rapidement que si on l'a administré par la bouche et obligé de traverser l'estomac, où il peut faire un séjour plus ou moins long ; de même les effets purgatifs diminueront d'autant plus que le médicament aura été mieux absorbé avant de produire son effet topique sur la muqueuse intestinale : c'est là l'avantage des purgatifs huileux ou résineux, moins susceptibles d'absorption.

Rabuteau invoquait en faveur de la théorie dialytique de la purgation l'action anexosmotique de l'opium et de la morphine ; mais cette action antipurgative s'accorde également avec la thèse du catarrhe intestinal produit par une irritation : grâce à l'opium, le contact du médicament est mieux toléré, peut-être même n'est-il pas senti ; en outre, grâce au retard apporté à la circulation des matières contenues dans l'intestin, l'absorption est plus complète et peut diminuer ou empêcher les effets ultérieurs.

Dans le cas des purgatifs salins, Rabuteau expliquait la constipation qui suit la purgation par la présence du sel dans le sérum sanguin et une action osmotique en sens inverse de celle qui s'était primitivement produite lorsque le sel était dans l'intestin ; mais les purgations sont généralement suivies d'un peu de constipation, qu'on peut expliquer, outre la vacuité de l'intestin, par une paralysie intestinale succédant à l'irritation qu'avait provoquée le médicament. Enfin nous opposerons à la thèse de la dialyse l'expérience suivante : M. le professeur Gautier met à nu un mètre d'intestin grêle environ qu'il vide en le faisant glisser entre les doigts et qu'il clôt ensuite par deux ligatures ; un troisième lien double et serré sert à séparer par le milieu cette anse intestinale en deux parties égales ; dans l'anse supérieure il injecte 5 grammes de sulfate de magnésie dissous dans 6 à 7 centimètres cubes d'eau, et laisse l'autre anse vide. Remettant enfin l'intestin en place, il fait deux points de suture à la peau et abandonne l'animal dans un endroit chaud ; celui-ci est pris de coliques et sacrifié au bout de quatre à cinq heures. L'irritation due au sulfate de magnésie s'est fait sentir sur le tube digestif ; le chien a été purgé. Mais la transmission dans l'irritation s'est faite par action réflexe et le liquide s'est accumulé, non dans l'anse où a été faite l'injection, *mais dans l'anse qui la suit* et qu'on avait séparée de l'agent médicamenteux par la ligature médiane. La liqueur sécrétée ne contenait d'ailleurs pas de magnésie, ainsi qu'a pu le constater l'auteur de l'expérience. Les choses s'étaient donc passées d'une manière absolument opposée aux lois de la dialyse ; l'action du contact seul s'était manifestée par une excitation de sécrétion se propageant du haut en bas de l'intestin.

Certes nous ne voudrions pas dire que l'osmose ne joue aucun rôle dans l'action des purgatifs, mais on ne saurait trop faire remarquer le rôle que jouent les épithéliums dans certains actes physiologiques dont on a souvent voulu donner une explication purement physique ; l'épithélium vésical ne rend-il pas la vessie imperméable pendant la vie ? l'épithélium rénal n'a-t-il pas une fonction qui lui est propre et le caractérise, et peut-on considérer le passage de l'urine dans le glomérule comme un simple phénomène d'osmose, alors que nous voyons la réaction alcaline du sérum devenir acide après cette prétendue dialyse, alors, ainsi que nous l'avons montré, que les matières albuminoïdes du sang, lorsqu'elles passent dans l'urine, paraissent subir des modifications parfois des plus profondes ? Il n'y a pour nous aucun doute que l'effet purgatif résulte d'une action phlogogène du médicament se produisant non seulement localement, mais encore à distance, tout en ne niant pas que les sels alcalins puissent peut-être compliquer leur action physiologique d'un phénomène physique d'osmose agissant dans le même sens.

Après cet aperçu des théories proposées pour expliquer l'action des purgatifs et des classifications adoptées par les différents auteurs, nous dirons que, pour nous, toute clas-

sification scientifique d'agents médicamenteux doit être
basée sur les propriétés physiologiques de ceux-ci ; or nous
avons montré que le rôle des purgatifs était tantôt de rétablir ou favoriser, tantôt d'exagérer la fonction éliminatrice
de l'intestin, fonction qui dépendait de quatre facteurs:
absence d'obstacle mécanique, sécrétion convenable des
liquides intestinaux ou biliaires, contractilité suffisante de
la fibre musculaire; aussi classerons-nous les purgatifs
suivant qu'ils agissent plus ou moins sur l'un de ces facteurs; c'est la classification adoptée également par Dujardin-
Beaumetz: nous admettrons donc cinq classes de purgatifs :

1° Purgatifs augmentant la sécrétion intestinale sans
exagération des mouvements péristaltiques (purgatifs
salins et *sucrés*);

2° Purgatifs augmentant la sécrétion intestinale, mais
avec exagération des mouvements péristaltiques (*drastiques*);

3° Purgatifs ayant une action sur les sécrétions biliaires
(*cholagogues*);

4° Purgatifs *mécaniques*, agissant d'une façon mécanique
(graines de moutarde, corps huileux);

5° Purgatifs ayant une action sur la fibre musculaire
dont ils excitent la contraction.

CHAPITRE III

INTRODUCTION DES PURGATIFS PAR LA VOIE HYPODERMIQUE, LA VOIE RECTALE; LAVEMENTS; SUPPOSITOIRES

L'inflammation de la muqueuse intestinale n'est pas simplement le résultat d'une action locale, d'après Vulpian, mais encore d'actions phlogogènes pouvant se produire à distance. Avant de parler des lavements, nous rappellerons la *méthode iatraleptique*, la *méthode hypodermique* et la *méthode intra-veineuse*. D'après Mathey, il existerait pour les purgatifs des sortes de zones réflexes catarrhogènes où se produit l'action excito-sécrétoire. Qu'un sel purgatif soit injecté sous la peau de l'abdomen, si cette injection a été accompagnée d'irritation locale, il y aura effet purgatif, et tout liquide produisant au même point la même irritation aura le même effet; que le sel purgatif soit injecté, au contraire, sous la peau du bras ou de la jambe et il n'aura aucune activité, si l'on en croit Mathey.

Claude Bernard, après avoir injecté directement du sulfate de soude dans les veines, trouva que celui-ci purgeait aussi bien et même mieux que dans l'intestin; nous avons vu que Rabuteau combattit cette opinion avec la dernière énergie, invoquant ses expériences, sur lesquelles il se basait pour attribuer à la purgation une cause osmotique; Jolyet et Cahours ne purent non plus obtenir d'effets purgatifs chez un chien dans la veine crurale duquel ils avaient injecté 12 grammes de sulfate de soude dissous dans 40 grammes d'eau ; Vulpian et Carville firent des recherches sur la possibilité de purger par la voie cutanée ; mais c'est surtout Luton qui étudia ce mode d'administration.

Luton pose d'abord en principe que la possibilité de purger en injectant une substance cathartique sous la peau ne saurait être contestée, et si Gubler n'a obtenu aucun effet purgatif, même en augmentant les doses de sel, c'est qu'il a produit une irritation locale qui doit avant tout être évitée. Il ne faudrait d'ailleurs pas s'attendre, par cette voie, à obtenir des résultats considérables, ni constants ; et il faut compter avec l'impressionnabilité individuelle, la dose du purgatif injectée étant très faible et ne pouvant avoir qu'une action très superficielle sur la muqueuse intestinale où l'entraîne le torrent circulatoire ; dans le cas même où l'action purgative ne serait pas manifeste, on pourrait constater des effets sensibles et l'injection du sel dans le sang d'un chien peut produire dans l'intestin de cet animal un catarrhe évident. Luton a constaté de plus que ces injections salines pouvaient rectifier les mouvements péristaltiques et, de ce fait, combattre certains vomissements, les nausées ; la méthode a été employée avec succès dans des cas de vomissements urémiques, mais on peut supposer, avec Gubler, que dans ces circonstances le sulfate de soude agissant comme diurétique a produit une décharge de l'urée du sang. Enfin l'auteur de la méthode pense qu'il y aurait lieu d'essayer d'autres corps que le sulfate de soude ; les sels de magnésie, par exemple, auraient plus de chance d'agir, en vertu de leur hétérogénéité pour l'organisme ; une injection sous-cutanée de dix centigrammes de sulfate de magnésie provoquerait des selles diarrhéiques. En dehors des substances salines, Luton a expérimenté avec une solution aqueuse d'aloès socotrin : une injection d'un gramme du produit, déposé, mais non filtré, a provoqué les mêmes symptômes que le sulfate de soude, peut-être un peu plus énergiques, et à tous les degrés depuis le simple malaise précurseur de la purgation jusqu'aux selles diarrhéiques. Il serait utile, comme le conclut Luton, de soumettre cette question à une étude sérieuse et prolongée.

Nous ne dirons que quelques mots de la méthode iatraleptique qui nous semble d'ailleurs assez contestable par elle-même dans des cas nombreux, pour qu'il n'y ait pas lieu de chercher à l'étendre aux purgatifs. Joret rapporte dans sa thèse un certain nombre d'observations où de l'huile de croton mélangée d'huile d'amandes douces et employée en frictions sur le ventre n'a produit aucun effet purgatif ; c'est du reste un fait de pratique courante que les sucs huileux ou résineux (euphorbe, thapsia, croton) ne provoquent dans leurs applications cutanées, volontaires ou accidentelles, aucun phénomène purgatif.

Le lavement mérite de nous arrêter plus longtemps : malgré les abus qu'on en faisait sous le règne de Louis XIV, il est certain que ce genre d'agent thérapeutique est souvent appelé à rendre les plus grands services et l'on s'explique l'admiration qu'il inspirait à Lasègue, qui plaida sa cause avec sa verve habituelle et entreprit de le réhabiliter ; on peut en effet recourir aux lavements dans les circonstances les plus opposées et les administrer, tantôt pour faire absorber des aliments ou des médicaments, tantôt pour expulser des matières fécales accumulées, tantôt comme dérivatif ; leur action dépend de leur composition, de leur température, de leur volume, et ne considérerait-on que le rôle mécanique qu'ils peuvent jouer comme corps étrangers, leur utilité n'en serait pas moins évidente pour provoquer les contractions de l'élément musculaire et les mouvements péristaltiques. Leur usage remonte aux époques les plus éloignées ; Hippocrate, Celse, Galien les prescrivaient et on les administrait avec les instruments les plus rudimentaires ; la bourse à clystère, composée d'une vessie pleine d'eau à laquelle était adapté un tube de roseau, fit place, au XV⁰ siècle, à la seringue, qui subit elle-même tous les perfectionnements jusqu'à l'apparition du clysopompe, pompe aspirante et foulante dont le fonctionnement est devenu à notre époque absolument automatique. Si leur emploi fut longtemps empirique, on connaît aujourd'hui leur mode d'action et les services qu'on est en droit d'en attendre. La muqueuse rectale présente pour l'absorption de certains médicaments une rapidité que prouvent surabondamment les expériences de Briquet, Demarquay, Savory ; à la suite de l'administration d'un lavement contenant de l'iodure de potassium, l'iode apparaît en quelques minutes dans l'urine et dans la salive ; la strychnine, le cyanure de potassium *en solution* seraient, d'après Savory, absorbés plus rapidement par le rectum que par l'estomac ; Briquet montre que pour être absorbée, il faut que la substance soit dissoute, et qu'alors l'absorption est facilitée par l'étendue de la surface intestinale baignée par la solution qui peut assez facilement atteindre le cæcum ; Vulpian, administrant à des chiens un lavement purgatif et le leur faisant garder deux heures, obtient des selles diarrhéiques et, sacrifiant l'animal, constate à l'autopsie non seulement la rougeur de la muqueuse du gros intestin, mais encore la rougeur de la muqueuse de l'intestin grêle jusqu'au duodénum ; celui-ci contient de la bile ; les parois intestinales sont tapissées par un mucus opaque et jaunâtre ; la muqueuse gastrique elle-même paraît affectée ; avec le sulfate de magnésie les effets sont des plus rapides et le sel apparaît dans l'urine ; ces expériences prouvent non seulement l'absorption de la substance, mais encore l'intégrité de ses propriétés ; un purgatif pris par le rectum peut produire un catarrhe de l'intestin grêle comme s'il eût été pris par la bouche.

Mais si la muqueuse du gros intestin est capable d'absorber, il faut bien savoir qu'elle est incapable de digérer, et que si l'on comptait sur des lavements alimentaires autres que ceux renfermant des peptones ou des alcooliques, on se réserverait de cruelles désillusions. Pour les lavements peptonisés, il n'y a pas de doute possible ; Daremberg a pu soutenir ainsi un malade pendant quatorze mois, et maintenir le chiffre de l'urée de 15 à 20 grammes par vingt-quatre heures ; dans un autre cas, il a obtenu un résultat analogue et a vu, du jour où il a commencé les lavements, le taux de l'urée passer de 10 grammes à 17 pour les vingt-quatre heures ; mentionnons enfin, à l'appui de l'absorption rectale, les essais faits par cette voie pour amener l'anesthésie.

Mais l'action du lavement ne se borne pas, lorsqu'il tient un purgatif en solution, à servir de véhicule à celui-ci : il agit encore par lui-même, par sa masse, sa température, sa force de propulsion. Cantani conclut de ses expériences que par la méthode de l'*entéroclisme* on peut faire pénétrer un liquide dans toute la longueur de l'intestin : la façon la plus simple d'appliquer cette méthode consiste à introduire aussi haut que possible dans le rectum un tube de caoutchouc semblable pour la longueur, le calibre et la consistance à celui dont se sert Debove pour le lavage de l'estomac ; ce tube est mis en communication avec un entonnoir par lequel on verse le liquide et qu'on peut élever ou abaisser à son gré, selon que l'on veut augmenter ou diminuer la pression : Cantani assure avoir ainsi, dans trois cas, déterminé par vomissements le rejet d'huile introduite par l'anus. Lasègue et Dujardin-Beaumetz estiment que dans les cas ordinaires les lavements atteignent difficilement l'S iliaque et que la quantité de liquide ne dépasse pas habituellement un demi-litre ou un litre ; enfin l'on assigne généralement, comme limite que ne peuvent franchir les lavements, la valvule iléo-cæcale, qui a reçu, pour ce fait, le nom de « barrière des apothicaires ». M. Legendre, qui, à propos de l'antisepsie intestinale, fait une très intéressante digression sur la façon d'administrer les lavements, rapporte les conclusions d'expériences de Marshall-Hall. Celui-ci a pu, sur le cadavre, faire pénétrer de 4 litres 64 à 7,44 de liquide, remplir tout le gros intestin et même franchir la valvule iléo-cæcale. Sur le vivant, il a pu introduire 4 litres et demi d'un liquide huileux et reconnaître par la percussion sa présence dans toute l'étendue de l'intestin ; ayant fait placer un jeune homme horizontalement sur le côté gauche, il introduisit 2 litres 75 de liquide ; l'injection avait pénétré jusqu'à l'union des

côlons transverse et ascendant et ne put aller plus loin ;
mais le sujet fut placé sur le côté droit, et le liquide étant
passé dans les côlons transverse et descendant, on put en
injecter de nouveau une quantité égale. S'appuyant sur ces
faits et jugeant avec raison que les lavements évacuateurs
agissent surtout par la quantité pour détacher, diviser
les matières fécales, M. Legendre conseille à ses malades,
lorsqu'il leur ordonne un lavement détersif, de se placer
d'abord sur le dos dans une position rigoureusement horizontale, puis, quand trois quarts de litre ont pénétré dans
l'intestin, de se tourner doucement sur le côté droit en
continuant l'injection ; le lavement pris, le malade devra
rester quelques minutes immobile, la canule demeurant
dans l'anus, en contractant volontairement son sphincter ;
la canule sera ensuite retirée doucement. On ne prend
généralement pas un clystère avec tant de précautions,
mais on peut voir que dans un certain nombre de cas celles-
ci ne sont pas inutiles et permettent d'espérer des résultats
que l'on n'obtiendrait peut-être pas sans elles. Quant à la
température du lavement, elle doit être tiède ; dans certains
cas cependant, où l'on craindrait, par un usage souvent
répété, d'amener une paresse des fibres musculaires du
rectum, on pourrait de temps en temps remplacer l'eau
tiède par l'eau froide, qui, par la réaction qu'elle produit,
excite la contraction de ces fibres.

Il est bien entendu que pour avoir recours à ce mode
d'administration, il faut être certain que le rectum n'est
pas rempli de matières fécales, dans lesquelles la canule
viendrait s'enfoncer et s'oblitérer.

A la suite des lavements nous devons citer les suppositoires, qui, à titre de corps étrangers introduits dans le
rectum, excitent l'élément musculaire et provoquent des
contractions expulsives de l'intestin ; ces suppositoires sont
souvent additionnés de substances ayant elles-mêmes une
action sur l'élément musculaire.

Quoi qu'il en soit des différents modes d'administration
des purgatifs que nous avons passés en revue, la pratique
nous montre qu'il est parfaitement légitime de les faire

absorber par la bouche ou par la voie rectale : les circonstances seules devront nous faire préférer l'un ou l'autre
mode, la voie rectale étant, dans certains cas, moins dangereuse et parfois seule possible.

CHAPITRE IV

L'étude que nous avons faite des purgatifs dans les chapitres précédents nous a montré que ces agents produisent un double effet : ils modifient d'une façon plus ou moins profonde la surface intestinale avec laquelle ils arrivent en contact et ils produisent des selles plus ou moins abondantes : action modificatrice et action évacuante, voilà en quoi se résume l'histoire des purgatifs, voilà ce qui doit guider dans leur choix et leur emploi.

L'action modificatrice trouve son indication dans certaines affections intestinales ; Trousseau et Pidoux admettaient que sous l'influence des purgatifs une inflammation artificielle se *substituait* à la phlogose morbide et que cette inflammation tendait vers la guérison ; ainsi dans la fièvre typhoïde, qui était pour eux une entérite spécifique, les purgatifs salins étaient indiqués, comme devant produire une entérite simple spontanément curable. Ils avaient d'ailleurs généralisé cette théorie de l'action substitutive. En présence des cas où le purgatif n'a qu'une action phlogogène peu marquée, sinon nulle, il est difficile de ne pas admettre que celui-ci a plutôt agi par simple contact ou en produisant sur la muqueuse une modification favorable, sans pour cela être inflammatoire. C'est ainsi que les purgatifs salins peuvent être employés dans certains cas de diarrhée (catarrhe intestinal aigu) ; on se rappelle, en outre, que

Rabuteau a insisté sur l'interversion du sens de l'osmose qui suivait l'administration des sels et leur absorption par le sang, interversion qui amène la constipation en supprimant la sécrétion intestinale.

L'action évacuante est indiquée dans trois buts principaux : 1° chasser les matières fécales contenues dans l'intestin afin d'éviter l'intoxication qui pourrait résulter de l'absorption de leurs produits toxiques ; 2° produire localement une spoliation des glandes dont les sécrétions seront aussitôt rejetées ; 3° produire une spoliation générale qui jouera un rôle de dépuration, soit même de dérivation. Examinons ces trois cas.

Dans le premier cas rentretout d'abord la constipation : on est appelé à régulariser ou à ramener les selles ; nous avons indiqué suffisamment dans les pages précédentes les moyens extra-pharmaceutiques auxquels on pourra avoir recours ; si les purgatifs deviennent nécessaires, on se guidera dans leur choix sur l'intensité de l'action que l'on veut produire, sur l'obstacle qu'il y aura à vaincre, par exemple en cas d'occlusion ; mais dans ce dernier cas il est bien préférable d'administrer le purgatif par le rectum ; les lavements huileux de séné additionné de sulfate de soude seront particulièrement indiqués ; comme purgatif ingéré par la bouche on aura recours à l'huile de ricin additionnée ou non de deux gouttes d'huile de croton. S'il n'y a pas occlusion, si l'on se trouve en présence d'une constipation banale, on aura recours aux laxatifs ; autant que possible, les purgatifs salins seront évités, car ils produisent plus que tous les autres la constipation à la suite de leur emploi ; le plus généralement on prescrit la rhubarbe, l'aloès, le podophyllin associé à l'extrait de belladone.

Veut-on débarrasser l'intestin de corps étrangers, par exemple vers intestinaux, on aura recours à des purgatifs qui seront en même temps parasiticides (calomel, huile de ricin) ; si le corps étranger est un toxique, on choisira un purgatif approprié, c'est-à-dire qui soit rapide, et forme, s'il le peut, un précipité insoluble avec le poison ; ainsi le sulfate de soude ou de magnésie serait indiqué dans un empoisonnement aigu par un sel de plomb ; ou bien, en même temps que le purgatif, ou plutôt un peu avant, on administrera un antidote capable de former avec le toxique un composé insoluble : tanin, eau albumineuse ; c'est ce composé insoluble que le purgatif sera chargé d'évacuer. Les matières toxiques peuvent être d'origine intestinale et l'intestin malade plus apte à les absorber, en même temps que plus susceptible : tel est le cas de la fièvre typhoïde ; la méthode purgative administrée sans ménagements affaiblira le malade et pourra être la cause d'hémorragies consécutives aux mouvements qu'elle aura provoqués dans l'intestin ; mais, réglée avec soin, elle pourra être conservée comme un adjuvant pour produire l'antisepsie intestinale.

Si, au contraire, l'intestin ne se trouve point dans un état aussi défectueux, si l'on n'a pour but que d'expulser de l'appareil digestif des matières plus ou moins putréfiées qui l'encombrent, alors peu importera généralement le purgatif employé ; qu'il agisse rapidement et complètement, c'est là le point principal : les sels sodiques et magnésiens, additionnés ou non de tartre stibié, le jalap, la scammonée, peuvent être avantageusement prescrits.

Mais les purgatifs n'ont pas seulement pour objet d'évacuer le contenu du tube intestinal, leur action peut se manifester à distance, soit par la révulsion qu'ils produisent dans l'intestin, soit par la dérivation dont ils sont la cause dans les cas d'épanchements. On a pu comparer assez justement l'effet de la purgation à celui de la saignée ; grâce à la quantité de liquide évacuée par les selles, l'organisme subit une perte d'eau, les vaisseaux sont débarrassés d'une partie de leur contenu, la circulation devenant moins pénible, le cœur, soulagé d'autant, pourra plus facilement suffire à sa tâche ; de là, la nécessité d'entretenir la régularité des fonctions abdominales chez les cardiaques, dans les cas d'affections mitrales ; la constipation sera combattue par de légers drastiques, les eaux purgatives naturelles ; s'il y a hydropisie, l'intervention devra devenir plus énergique : la scammonée, le jalap, l'eau-de-vie allemande devront provoquer dans l'appareil digestif l'exagération des sécrétions séreuses, afin de diminuer, par une véritable dérivation, les sérosités accumulées dans le tissu cellulaire; on hésitera d'autant moins à recourir aux drastiques que les cardiaques présentent généralement pour eux une grande tolérance et peuvent en supporter facilement l'emploi pendant un temps très long.

Dans les myélites la défécation est souvent profondément troublée; tantôt on observe l'incontinence des matières fécales, tantôt au contraire une constipation opiniâtre; ce qu'on demandera alors au purgatif, ce ne sera plus, comme précédemment, une action dérivative; par des drastiques énergiques on cherchera à rétablir les garde-robes et de plus, par révulsion, à modifier l'état de circulation de la moelle et de ses enveloppes. De même chez les individus congestifs, pléthoriques, ayant des tendances à l'apoplexie, il faudra toujours entretenir un certain état de diarrhée; l'aloès deviendra précieux par la congestion qu'il produit sur l'extrémité inférieure de l'intestin, les hémorroïdes qu'il occasionne, hémorroïdes qui deviennent de véritables soupapes de sûreté par le flux dont elles sont le siège; les purgatifs salins pourront trouver également leur indication pour combattre l'obésité, si l'on s'en rapporte aux recherches de Lœwy, de Voit qui leur attribuent la propriété d'accélérer les échanges gazeux et de faciliter l'usure des graisses, sans avoir d'action sur l'usure des albuminats.

Il en sera tout autrement pour les femmes enceintes, les anémiques, les débilités atteints d'hémorroïdes; ici encore, il faut entretenir la liberté du ventre, mais à l'aide de purgatifs doux, sucrés, huileux : de la rhubarbe, de la glycérine, de l'huile de ricin et surtout des eaux purgatives. Mais on évitera les drastiques et on proscrira l'aloès entre tous.

Les affections du foie, engorgement, lithiase biliaire, ictère, sont également les tributaires de la médication purgative; on cherchera à l'aide des cholagogues à augmenter la production de la bile, à faciliter son excrétion; les

purgatifs salins, l'aloès, la rhubarbe, le podophyllin, l'évo-
nymine, le calomel sont appelés à rendre de grands services,
ce dernier surtout, quoi qu'il en soit des propriétés qu'on
lui a attribuées de diverses parts et que nous rappellerons
en faisant son histoire. On se trouvera bien également de
mettre à profit, comme l'a conseillé Krüll, les lavements
d'eau froide administrés deux fois par jour; Vulpian a
montré que chez les animaux ces lavements étaient un puissant cholagogue. Le calomel, si employé dans les cas de
congestion hépatique, ne l'est pas moins, quoique son action
soit problématique, dans les méningites; à titre de mercuriel
il fut préconisé contre les phlegmasies et en particulier
dans la méningite considérée comme simple inflammation;
Trousseau l'employait à doses fractionnées jusqu'à produire
la salivation; les résultats obtenus dans les méningites
tuberculeuses paraissent des plus douteux; il n'en est pas
de même lorsque les accidents cérébraux sont dus à une
inflammation plus ou moins vive des méninges provoquée
par des productions d'origine syphilitique; mais c'est alors
l'action spécifique du mercure et elle seule qui doit être
invoquée.

Les néphrites constituent un ensemble nosologique où
les purgatifs sont appelés à rendre les plus grands services
en agissant d'une façon complexe; ils se conduisent
d'abord comme agents révulsifs grâce à l'irritation qu'ils
produisent sur la muqueuse intestinale; ensuite, comme
dérivatifs, ils amènent la diminution de l'œdème, de
l'anasarque que l'on trouve chez les néphritiques; comme
déplétifs ils facilitent la circulation et diminuent l'effort
du cœur; enfin ils remédient au défaut de fonctionnement
du rein, en provoquant l'évacuation des déchets que l'urine
était chargée d'éliminer et faisant cesser les accidents de
l'urémie; cette élimination, du reste, devenue impossible
par l'urine, s'est souvent établie d'elle-même par l'intestin,
ainsi qu'en témoignent l'état catarrhal de celui-ci, une série
de lésions dues au contact irritant des déchets urinaires et
de leurs produits de décomposition, les vomissements, les
diarrhées liquides à réaction ammoniacale; les purgatifs

seront chargés d'entretenir le rôle de l'intestin et de le rétablir s'il venait à faiblir ou à s'arrêter.

Le fonctionnement des poumons se trouve également facilité par l'emploi des purgatifs dans un certain nombre de cas ; il est évident que la circulation pulmonaire se fera beaucoup mieux lorsque grâce à leur action déplétive les cathartiques auront diminué les résistances que le cœur avait à vaincre et par suite favorisé le retour du sang qui se rend du poumon à l'oreillette gauche ; dans les pneumonies avec complications stomacales ou hépatiques on aura également recours aux purgatifs et surtout aux émétocathartiques.

Sydenham proscrivait l'emploi des purgatifs pendant les accès de goutte ; néanmoins il paraît indispensable d'entretenir surtout chez les goutteux une liberté d'entrailles, compromise par le séjour au lit et une constipation habituelle. L'urémie est remplacée chez le goutteux par un état moins dangereux, la diathèse urique, ou infection du sang et de l'économie par l'acide urique et les urates ; tous les moyens capables d'accélérer l'élimination de l'acide urique devront être employés ; aussi les purgatifs, et en particulier le colchique, jouent-ils un grand rôle dans le traitement de cette affection. Les drastiques sont également indiqués dans les cas de rhumatisme aigu, lorsque l'on craint des complications du côté de l'encéphale ; une action révulsive sur l'intestin, malgré le danger qu'elle peut faire craindre, est parfois nécessaire pour atténuer ou déplacer une phlegmasie viscérale que son siège rend plus dangereuse encore.

L'usage des purgatifs ne sera pas négligé non plus dans les affections cutanées, où l'on joint l'antisepsie intestinale à l'antisepsie externe.

Après avoir passé rapidement en revue les principaux cas pathologiques qui réclament la médication purgative, il nous reste à dire un mot des inconvénients qui en peuvent résulter. Nous avons mentionné déjà la constipation qui suit l'emploi des purgatifs salins et qu'on a attribuée à l'absorption d'une certaine quantité de ceux-ci et de son passage dans le sang, la constipation qui suit l'emploi des drastiques et qu'on peut attribuer à l'épuisement nerveux consécutif au travail excessif qu'a fourni l'intestin ; en sorte que le constipé est, pour ainsi dire, enfermé dans un cercle vicieux ; nous rappelons que l'abus de l'aloès ou des remèdes secrets qui en renferment prédispose aux hémorroïdes ; nous avons assez insisté sur le mode d'action des différents purgatifs pour qu'il soit facile de comprendre que leur usage immodéré peut être la cause de gastro-entérites des plus graves. Des complications fort sérieuses et quelquefois sans remède peuvent résulter de l'ingestion de drastiques à doses trop considérables : selles sanguinolentes, amaigrissement, fourmillements dans les membres inférieurs, affaiblissement des forces motrices, dans un cas même une hémiplégie incurable. Ces accidents ne sont pas rares, certains tempéraments débilités croyant pouvoir prendre sans inconvénients des purgatifs drastiques qui réussissent très bien aux pléthoriques. Enfin l'action purgative influence l'organisme d'une façon presque constante. D'après Dumesnil, Demarquay et Lecomte, l'huile de croton, la gomme gutte, la coloquinte à doses purgatives abaissent d'abord la température et l'élèvent ensuite ; à doses toxiques elles l'abaissent d'une façon permanente.

En résumé, si la médication purgative peut rendre les plus grands services, il faut savoir régulariser et modérer son emploi.

Ces généralités étant établies, nous allons passer à la description des principaux purgatifs.

CHAPITRE V

PURGATIFS AUGMENTANT LA SÉCRÉTION INTESTINALE SANS EXAGÉRATION DES MOUVEMENTS PÉRISTALTIQUES

Ces purgatifs peuvent être subdivisés en deux classes, suivant qu'ils produisent une véritable purgation ou qu'ils sont simplement laxatifs; la première classe comprendra les *composés salins*, la seconde les *composés sucrés*, dont un certain nombre sont plutôt du ressort de l'hygiène alimentaire; c'est par ces derniers que nous commencerons.

PURGATIFS SUCRÉS : MIEL, GLYCÉRINE, MANNE, CASSE, TAMARIN, PETIT-LAIT

Les purgatifs sucrés comprennent les *eccoprotiques* et les *laxatifs* de Soulier, c'est-à-dire que leur action n'est pas vraiment purgative, qu'elle se borne à provoquer des selles normales ou molles; il est bien évident que les purgatifs pris à dose suffisamment faible pourraient rentrer dans cette classe, mais en réalité elle doit être réservée aux produits dont l'action est peu énergique, dont quelques-uns même peuvent être pris comme aliments : les *pruneaux*, les *fleurs de pêcher* et de *rose pâle*, la *casse* et le *tamarin*, le *sureau*, la *manne*, le *miel* et la *glycérine*, enfin le *petit-lait*.

Les *pruneaux* pourront être recommandés comme aliment aux gens constipés ; ce sont les fruits du *prunus domestica (Rosacées)*, qu'on a fait sécher en les exposant alternativement au soleil et à la chaleur ; les *Pruneaux de table* peuvent être parfaitement employés, quoiqu'on ait considéré comme plus spécialement médicinales les *prunes de Damas*, variétés de petites prunes arrondies fournies par des arbres que certains botanistes ont groupés en une espèce particulière, les *Prunus damascena*.

La famille des Rosacées a encore fourni à la médication laxative les *pétales de roses pâles* et de *pêcher*, avec lesquels on préparait des sirops administrés quelquefois aux enfants. Ces sirops sont bien peu employés ; le Codex a néanmoins conservé une formule du sirop de fleurs de pêcher, qui se donne aux enfants à la dose d'une ou deux cuillerées à dessert comme laxatif. Dans le cas où l'on désirerait prescrire ces sirops, malgré leur peu de valeur, il faudrait s'assurer qu'ils sont en parfait état de conservation.

Le *miel* possède des propriétés laxatives assez marquées ; on en distingue plusieurs variétés, dont les principales sont : le *miel de Narbonne*, qui est le plus estimé : il est blanc, grenu, aromatique ; le *miel du Gâtinais*, moins aromatique et moins blanc ; le *miel de Bretagne*, le moins estimé, d'une odeur forte et d'une couleur jaune plus ou moins rougeâtre.

D'après Soubeyran, le miel est un mélange en proportions variables de *glucose* et de *lévulose* avec un peu de *sucre de canne* et de *mannite* ; on y trouve en outre un ou plusieurs *acides organiques*, des *principes aromatiques* et *colorants*, des *substances grasses*, des *principes azotés* et des *grains de pollen* ; il peut également contenir de la *cire* et du *couvain* (larves) qui le rend très altérable.

Pour l'usage interne on ne prescrira que le miel vierge ou le miel fin, dont il faudra d'abord constater la qualité et la pureté ; l'amidon, la farine, le sable qu'on aurait pu ajouter frauduleusement seront caractérisés par *l'iode*, qui les fera bleuir, et leur insolubilité dans l'alcool à 60°.

Le sucre de fécule communique au miel un goût désagréable et un aspect mat particulier ; on pourra constater sa présence en recherchant le sulfate de chaux qu'il retient toujours ; pour cela le miel suspect sera dissous dans l'eau distillée et la solution filtrée, traitée par l'oxalate d'ammoniaque et le *chlorure* de baryum, qui ne doivent donner qu'un trouble léger ou même nul.

Certains miels ont pu provoquer des accidents toxiques : il faut attribuer ceux-ci à des principes vénéneux que les abeilles ont recueillis sur des plantes toxiques, telles que l'aconit, le laurier-rose.

Le miel est laxatif à la dose de 40 à 60 grammes et cette action laxative est d'autant plus marquée qu'il est plus ancien, le sucre de canne qu'il contient se transformant peu à peu en sucre interverti.

On administre souvent le miel en lavements ; il faut dans ce cas avoir recours au *gros miel*, ou *miel de Bretagne* ; on en prescrira 120 grammes dans 5 ou 400 grammes d'eau pour un lavement.

La *glycérine* est également employée comme laxatif et peut s'administrer soit par la bouche, soit par la voie rectale. Dans le premier cas, elle modifie, en outre, heureusement le tube gastro-intestinal et rend de réels services dans les affections hémorroidaires, la dysenterie, la flatulence, la trichinose. Après l'ingestion de *viandes* trichinées, on a recommandé de faire prendre une purgation, puis, toutes les heures, une cuillerée à soupe de *glycérine pure sans addition d'eau*, pendant deux ou trois jours ; l'action de la glycérine a été dans ces cas attribuée à son affinité pour l'eau ; comme laxatif on en donnera de 40 à 40 grammes.

Par la voie rectale on prescrit la glycérine en lavements ou en suppositoires.

LAVEMENT DE GLYCÉRINE

Glycérine. . . . . de 10 à 40 grammes
Eau . . . . 150 —

Deux lavements par jour.

On préconise actuellement comme laxatifs les suppositoires à la glycérine ; ceux-ci peuvent s'obtenir facilement
en prenant des suppositoires creux en beurre de cacao,
remplissant la cavité de glycérine et fermant avec du beurre
de cacao ; chaque suppositoire renferme environ 2 grammes de glycérine.

On pourra également recourir au procédé d'Eckstein :

Glycérine	50 grammes
Savon	25 —
Beurre de cacao	25 —

Pour 20 suppositoires.

On peut enfin employer la lanoline comme excipient :

Glycérine	2 grammes
Lanoline	2 —
Cire blanche	1 —
Beurre de cacao	1 —

Pour 1 suppositoire.

PURGATIFS FOURNIS PAR LA FAMILLE DES OLÉACÉES

Le principal produit purgatif fourni par cette famille
est la *manne* ; l'huile d'olive ne saurait être considérée
comme un purgatif : cependant, en tant que corps huileux,
elle peut être administrée en lavement à la dose de 30 à
60 grammes, comme laxatif ou dans la constipation.

Les feuilles de *frêne*, *Fraxinus excelsior*, ont des propriétés purgatives, agissant comme le séné, à hautes doses et
passant pour ne laisser aucune irritation intestinale. D'après
Poujet et Peyraud elles produiraient à la longue une action
favorable dans la goutte et le rhumatisme ; il faudrait prendre chaque jour une infusion de 1 gramme de poudre dans
2 à 500 grammes d'eau ; laisser er contact 5 heures et

filtrer. La dose sera doublée au moment des accidents inflammatoires.

On a trouvé dans l'*écorce* de frêne de la mannite et de la *fraxine*, glucoside se dédoublant en glucose et *fraxétine* et dont la présence n'a pas été signalée dans les feuilles; les propriétés thérapeutiques de la fraxine paraissent nulles ou inconnues.

Comme purgatif ce sont les feuilles qu'il faudrait employer; on prescrira l'infusion de 15 à 25 grammes de feuilles de frêne pour un litre d'eau bouillante. C'est là un purgatif douteux et l'infusion de feuilles de frêne paraît plus souvent employée à titre de diurétique.

MANNE

La manne est un principe sucré découlant du *Fraxinus ornus*, variété *rotundifolia*, qui pousse naturellement dans la partie orientale et septentrionale du bassin méditerranéen; elle peut s'écouler des points piqués par la *Cycada orni*, mais en réalité on l'obtient artificiellement au moyen d'incisions faites aux arbres cultivés dans la Pouille, la Sicile et la Calabre. Ce sont les rameaux les plus jeunes qui fournissent la meilleure qualité, et celle-ci est encore supérieure si la manne a été recueillie pendant les mois secs et chauds. Suivant son aspect, elle rentre dans un des types commerciaux suivants :

Manne en larmes ou en *stalactites*; elle vient surtout de Sicile et se présente en stalactites de 5 à 10 centimètres de long, sur 5 à 10 millimètres de large; l'une des faces est légèrement concave, l'autre convexe; *la cassure transversale montre une infinité de cristaux fins et blancs de mannite*; la saveur est douce et particulière; elle est complètement soluble dans l'eau et l'alcool absolu; la proportion de mannite peut s'élever à 60 ou 80 pour 100. Pour l'obtenir, on pratique au mois de juillet de petites incisions dans chacune desquelles on introduit un pétiole de frêne, sur lequel s'écoule et se concrète le suc.

Manne en sorte ou en *grabeaux*; elle est formée par le suc qui s'écoule dans les conditions précédentes, mais pendant l'arrière-saison; le produit est alors plus mou et formé d'une masse de petites larmes, mélangées de manne molle; on l'appelle encore *manne commune de Géracy*, et le microscope permet de constater les cristaux de mannite dans les fragments qu'elle renferme.

Manne de Capacy ou de *Calabre*; elle est récoltée en Calabre et lorsqu'elle est récente, présente un aspect plus beau que la manne en sorte, ce qui tient à ce qu'on n'a pas séparé les premiers produits qui constituent en Sicile la manne en larmes. Mais la manne est hygroscopique, de couleur foncée et fermente facilement, pour donner la *manne grasse*, produit mou, gras au toucher, laissant un arrière-goût âcre et qui ne doit pas être employé, malgré son action purgative un peu plus marquée que celle des autres mannes.

Les mannes qui viennent d'être mentionnées sont les seules usitées en pharmacie, mais le nombre de substances auxquelles on a donné le nom de mannes est beaucoup plus considérable, et cette appellation sert à désigner un certain nombre de corps de saveur douceâtre, contenant des sucres ou des principes analogues à la mannite, provenant généralement d'exsudations spontanées ou provoquées par des incisions.

Il convient de citer :

La *manne de Briançon*, produite par un laryx; elle se présente en petits pains jaunâtres d'odeur térébenthinée et contenant du *mélézitose*, sucre du genre des saccharoses, possédant un pouvoir rotatoire plus élevé que le sucre de canne, et présentant une plus grande résistance aux ferments.

La *manne du Liban*, produite par le cèdre du Liban, ressemble un peu à la manne ordinaire.

La *manne du Pinus Lambertiana*, de la Californie, contient de la *pinite*.

La *manne du Sinaï* (manne des Hébreux) est produite par un tamarix; c'est une exsudation blanchâtre provoquée par la piqûre du *Coccus manniparus*, qu'on récolte chaque année aux mois de juin et de juillet.

Toutes les mannes précédentes sont produites par des Conifères; les suivantes proviennent de familles différentes :

La *manne du Caucase* est extraite en Perse et en Mésopotamie de diverses espèces de chênes et particulièrement des *Quercus infectoria, mannifera, ægylops, coccifera*.

La *manne de Perse* a des propriétés purgatives; elle est due à une légumineuse.

La *manne d'Australie* est due à un eucalyptus; elle contient du *mélitose*, isomère du saccharose.

La *dulcine* (manne de Terre ou de Madagascar) découle d'une plante inconnue; elle contient de la *dulcite*, isomère de la mannite.

La manne des Hébreux, produite, pour les uns, par un tamarix, serait pour les autres un lichen du genre Lecanora; cette dernière opinion est généralement admise; quoi qu'il en soit, les deux origines ne s'excluent pas et peuvent être également invoquées.

D'après les analyses de Leuchtweiss les mannes du commerce auraient la composition suivante :

	Manne en larmes	Manne en sorte	Manne grasse
Eau	11.6	13.0	11.0
Matières insolubles.	0.4	0.9	2.5
Sucre	9.1	10.3	15.0
Mannite	12.6	57.6	22.0
Substance mucilagineuse . . .)			
Résine . . . . /	40.0	40.8	42.1
Acide organique . . . . \			
Matières azotées . . . . . .)			
Cendres	1.5	1.9	1.9

Buignet a montré qu'à côté de la mannite les mannes contiennent du *sucre cristallisable* et du *sucre interverti* dont les pouvoirs rotatoires se neutralisent; quant à la substance mucilagineuse, ce serait de la dextrine. On peut résumer la composition des mannes en disant qu'elles

sont surtout formées *de mannite, dextrine, sucre interverti et sucre cristallisable.*

La manne peut subir un certain nombre de falsifications
et a même été fabriquée de toutes pièces. Les mannes
grasses ont été imitées avec un mélange de sucre, de miel
et de jalap ou de scammonée; la manne en sorte, avec un
mélange de vieille manne, de miel, de farine et de substances purgatives; la manne en larmes, avec de la manne,
de la farine, du miel, une poudre purgative; on faisait
bouillir le tout, et après concentration on moulait en forme
de larmes. Différents procédés ont été indiqués pour reconnaître les falsifications.

Outre les qualités organoleptiques, on s'assurera de la
présence des cristaux de mannite visibles à l'œil nu ou à
la loupe; on pourra également rechercher cette mannite à
l'aide de l'alcool bouillant; cette solution alcoolique *précipitera par l'eau s'il y a des résines.*

L'amidon se reconnaîtra à la coloration bleue obtenue en
versant *de l'eau iodée* dans la décoction de manne.

Le miel et le glucose seront reconnus par un traitement
à l'eau froide, qui les dissoudra. De plus, *la manne pure
prend feu à la flamme d'une bougie,* tandis qu'une manne
falsifiée avec du glucose ne s'enflamme pas, mais devient
noire et laisse couler des gouttelettes qui se solidifient
promptement; enfin l'addition de miel et de glucose communique aux mannes la propriété d'adhérer aux doigts.

Le principe qui caractérise chimiquement la manne a
reçu le nom de *mannite*; c'est un alcool hexatomique,
$C^6H^{14}O^6$ ou $C^6H^8(OH)^6$, qui se trouve également dans d'autres
sucs végétaux et se produit pendant la fermentation visqueuse; elle cristallise en prismes orthorhombiques inco-
lores, de saveur sucrée, solubles dans six parties d'eau;
elle possède un pouvoir rotatoire lévogyre (Bouchardat).

Pour beaucoup, la mannite est le principe purgatif de la
manne; d'autres, au contraire, la considèrent comme parfaitement inactive. Bucheim, fidèle à sa théorie, admet que
la manne est purgative parce qu'elle est le moins diffusible
des sucres, de même que le sulfate de soude purgerait

parce que c'est un des sels les moins diffusibles. Rabuteau s'élève contre les propriétés purgatives de la mannite; il a montré que ce principe ne produit aucun effet, même donné aux doses de 20 à 30 grammes. D'autre part, il a introduit 20 centimètres cubes d'eau contenant 5 grammes de mannite dans une anse intestinale de chien, longue de 30 centimètres et liée ensuite aux deux bouts; l'animal ayant été sacrifié au bout d'un certain temps, Rabuteau constata que la solution de mannite avait été absorbée complètement et que l'anse était vide, tandis qu'elle aurait été gorgée de liquide si l'on eût employé le sulfate de soude au lieu de la mannite.

Ces conclusions de Rabuteau sont conformes à celles qu'avait formulées Pereira à la suite d'expériences faites avec le plus grand soin.

Ce qui paraît agir dans la manne, c'est la matière résineuse, et l'on peut constater que les propriétés purgatives des mannes sont proportionnelles à leur richesse en substance résineuse : la manne en larmes, qui en contient très peu, est moins active ; la manne en sorte, plus riche, purge également mieux, et la manne grasse, la plus riche de toutes, produit les meilleurs effets.

Il résulterait d'après cela que l'emploi des mannes grasses doit être conseillé; mais elles possèdent une saveur désagréable qui les fait rejeter, la manne étant surtout destinée aux enfants et devant être prise sans difficulté : d'autre part, l'action purgative peut être due à des principes qui se sont formés pendant la fermentation subie par les mannes grasses, et qui, par conséquent, ne sauraient être recommandés, étant des produits d'altération.

On prescrit toujours la manne en larmes ou la manne en sorte : c'est un purgatif doux, convenant aux enfants; son action est lente à se produire et n'est pas suivie de constipation. On s'en trouve bien chez des sujets atteints accidentellement d'affections catarrhales des voies respiratoires; sans rechercher son effet purgatif, on peut également la prescrire, à petites doses, comme calmant dans la toux et la raucité de la voix.

On l'administre chez les enfants à la dose de 20 à 40 grammes, dissoute dans de l'eau ou du lait ; pour les adultes, les doses devraient être de 40 à 100 grammes.

Un des moyens les plus répandus de faire prendre la manne consiste à l'administrer dans du lait. On prescrira :

LAIT PURGATIF A LA MANNE

Manne en larmes . . . . 60 grammes
Lait chaud . . . . 250 —

Faire dissoudre ; passer s'il y a lieu — à prendre en une fois.

Quand on emploie la manne en sorte, il est quelquefois préférable de la faire dissoudre dans de l'eau tiède, de passer à travers une étamine et d'ajouter 200 grammes de lait.

Le lait peut être remplacé par une émulsion artificielle :

ÉMULSION LAXATIVE (*Ph. italienne*)

Manne en larmes . . . . 60 grammes
Émulsion simple . . . . 180 —
Eau distillée de cannelle . . . . 4 —

Faire dissoudre la manne à froid — à prendre en une ou deux fois.

La manne peut également être donnée en tisane, à prendre par verres dans la journée :

TISANE LAXATIVE A LA MANNE

Manne en larmes . . . . 100 grammes
Eau chaude . . . . 1000 —

Faire dissoudre. Passer.

Si l'on veut faire prendre la manne en potion, on pourra recourir à la formule suivante :

POTION PURGATIVE A LA MANNE

(F. H. M.)

Feuilles de séné.	10 grammes
Sulfate de soude.	15 —
Manne en sorte	60 —
Eau bouillante	110 —

Faire infuser le séné, ajouter le reste — à prendre en une ou deux fois.

Le Codex indique des tablettes de manne.

Chaque tablette contient 0 gr. 20 de manne — en prendre de 6 à 10 dans la journée.

On prescrivait autrefois des pastilles dont le Codex de 1886 a supprimé la formule. C'étaient les *pastilles de Calabre*.

La manne entre encore dans différents électuaires purgatifs, tels que la *marmelade de Tronchin* et la *marmelade de Zanetti*.

MARMELADE DE TRONCHIN

Manne.	125 grammes
Pulpe de casse.	30 —
Huile d'amandes.	15 —
Sirop de violettes	25 —
Eau de fleurs d'oranger	8 —

A prendre par cuillerées à bouche dans la journée.

On a donné un certain nombre de formules de cet électuaire, dans lequel la quantité de manne peut être abaissée à 30 grammes.

MARMELADE DE ZANETTI

Manne en larmes.	60 grammes
Sirop de guimauve.	50 —
Casse cuite	50 —
Huile d'amandes douces. . .	50 —
Beurre de cacao	29 —
Eau de fleurs d'oranger. . .	25 —
Kermès minéral	20 centigrammes

Nous ne faisons que rappeler ces formules au point de vue historique et non pour en conseiller l'emploi.

On a quelquefois employé la mannite au lieu de manne ; il est bon de se rappeler que les propriétés purgatives de la mannite sont plus que douteuses. — On prescrira :

POTION A LA MANNITE

Mannite.	de 20 à 50 grammes
Eau	100 grammes
Sucre	20 —
Alcoolature de citrons. .	6 gouttes.

Faire dissoudre la mannite dans l'eau et filtrer — à prendre en une fois.

On a déjà donné les principales indications de la manne ; c'est un purgatif doux qui peut rendre des services chez les enfants; elle ne produit pas de constipation consécutive, mais peut laisser de l'inappétence aux malades qui en ont usé.

CASSE

La Casse est le fruit du *Canéficier*, *Cassia fistula* (famille des Légumineuses); c'est un légume ou gousse, noir, ligneux, cylindrique, long de 20 à 50 centimètres, d'un diamètre d'environ deux centimètres, terminé à l'une de ses extrémités par une pointe mousse, à l'autre par une surface arrondie portant le point d'attache du pédoncule ; la cavité est divisée par des cloisons transversales minces, formant un certain nombre de loges remplies d'une pulpe noirâtre au milieu de laquelle sont des graines de couleur marron, ovoïdes ou elliptiques comprimées. La plante est originaire de l'Éthiopie, mais on la trouve dans les régions tropicales de l'ancien et du nouveau continent. C'est la pulpe qui est employée en médecine comme laxatif ; on l'obtient de la façon suivante :

PULPE DE CASSE

Les gousses, autant que possible récentes, sont frappées avec un marteau de manière à s'ouvrir dans toute leur longueur ; avec une spatule on enlève la pulpe, les semences et les cloisons, dont on fait une masse en ajoutant une quantité d'eau convenable ; cette masse est mise à digérer au bain-marie jusqu'à ce qu'elle soit uniformément gonflée, puis pulpée sur un tamis de crin et, s'il est nécessaire, évaporée au bain-marie en consistance d'extrait mou ; quatre parties de casse donnent environ une partie de pulpe de casse, ou *casse mondée*.

Cette pulpe entre dans quelques préparations à peu près délaissées ; Vauquelin lui attribue la composition suivante : *gélatine végétale, extractif, gomme, gluten, sucre, parenchyme, eau.*

La casse agit comme laxatif à la dose de 10 grammes ; à doses élevées, de 50 à 60 grammes, elle est purgative comme le séné, plus doucement cependant ; elle produit alors des coliques et des flatuosités.

Le Codex de 1884 a conservé la formule d'un extrait de casse qui peut s'administrer à la dose de 15 à 30 grammes comme purgatif, et sert à préparer la *tisane de casse* : délayer l'extrait dans l'eau et passer à travers un blanchet. A prendre par tasses dans la matinée.

Le Codex indique une autre formule qui est la même que pour la tisane de tamarin.

La *conserve de casse* se prépare avec la pulpe.

CONSERVE DE CASSE

Pulpe de casse.	50 grammes
Eau distillée.	50 —
Sucre en poudre.	125 —

Faire ramollir au bain-marie la pulpe avec l'eau ; ajouter le sucre et faire évaporer jusqu'à ce que le produit pèse 200 grammes.

A prendre de 20 à 50 grammes comme purgatif.

Les préparations de casse sont peu usitées ; on pourra cependant les utiliser comme laxatifs, grâce à leur facile administration.

L'*eau de casse avec les grains* entre dans le traitement de la *Charité*, dont nous rappellerons ici la partie purgative.

Eau de casse avec les grains (*casse en gousse, 60 grammes. — Sulfate de magnésie, 50 grammes. — Émétique, 15 centigrammes. — Eau tiède, 1000* grammes). Par verrées dans la matinée.

Potion purgative des peintres (*electuaire diaphœnix, 50 grammes. — Poudre de Jalap, 4 grammes. — Séné, 8 grammes. — Sirop de Nerprun, 50 grammes. — Eau bouillante, 125 grammes*).

Lavement purgatif des peintres. — Même formule que pour la potion, en employant 500 grammes d'eau bouillante, au lieu de 125 grammes.

Eau bénite (*50 centigrammes d'émétique pour 250 grammes d'eau*). — Est administrée comme vomitif violent et produit également un effet purgatif.

TAMARIN

Le tamarin est également une légumineuse, le *Tamarindus indica*, dont on utilise aussi la gousse ou légume ; le tamarinier est originaire des Indes Orientales ; il a été transporté par la culture en Amérique, au Brésil, à Curaçao. La gousse a 6 à 8 centimètres de longueur, et 2 à 5 de largeur ; elle est aplatie et présente un certain nombre de renflements, correspondant aux points où se trouvent les graines ; le mésocarpe est spongieux et rempli d'une pulpe brunâtre, qui est la partie employée en médecine.

En Orient, on sépare cette partie charnue, qu'on tasse dans des tonneaux et qu'on additionne de sirop bouillant pour la conserver ; on peut également, comme à la Guadeloupe, la mélanger avec du sucre brut ; lorsqu'elle est concentrée dans des bassines en cuivre, elle contient des traces de ce métal. Ce produit nous arrive avec ses noyaux sous le nom de *pulpe brute* ; il doit avoir une saveur acidule, agréable, le sucre dont il est additionné masquant l'âpreté du tamarin ; la couleur est d'un brun noir, la consistance assez ferme. *Pour y rechercher le cuivre, le moyen le plus simple consiste à y plonger une lame de fer bien décapé, ou une aiguille, sur laquelle le cuivre se précipitera.*

Vauquelin qui a fait également l'analyse du tamarin y a trouvé de l'*acide citrique*, des *acides tartrique* et *malique*, de la *crème de tartre*, du *sucre*, de la *gomme*, de la *pectine*. On ignore s'il ne faudrait pas y supposer l'existence d'un principe particulier auquel seraient dues les propriétés cathartiques de cette légumineuse.

Le tamarin est un laxatif tempérant qui se donne à la dose de 20 à 60 grammes.

PULPE DE TAMARIN

La pulpe de tamarin destinée à l'usage médical se prépare en purifiant la pulpe brute qu'on fait digérer au bain-marie avec une quantité suffisante d'eau, jusqu'à ce que la masse soit assez ramollie; on pulpe alors sur un tamis de crin et l'on évapore au bain-marie en consistance d'extrait mou.

La pulpe de tamarin peut s'administrer facilement soit sous forme de *conserve*, soit sous forme de *tisane*.

CONSERVE DE TAMARIN

Elle se prépare de la même façon que la pulpe de casse, avec la *pulpe purifiée* du Codex.

A prendre à la dose de 20 à 50 grammes.

TISANE DE TAMARIN (CODEX)

Pulpe de tamarin.	20 grammes
Eau bouillante.	1000 —

Délayez la pulpe dans l'eau bouillante, laissez en contact pendant une heure et passez à travers une étamine.

Il faut opérer dans un vase de faïence ou de porcelaine, inattaquable par les acides que contient le tamarin.

On pourra faire un usage avantageux du tamarin, comme laxatif et pour combattre la constipation.

PETIT-LAIT

Le petit-lait, employé le plus souvent en France contre certaines formes de dyspepsies ou comme diurétique, est doué de propriétés laxatives qui ont pu le faire ranger parmi les purgatifs et le font employer comme tel en Allemagne. Nous croyons donc utile de faire ici son histoire, tout en passant sous silence ses vertus reconstituantes, qui sont au moins douteuses et surtout bien inférieures à celles du lait dont il est retiré.

On distingue deux façons d'obtenir le petit-lait : une méthode pharmaceutique, qui est inscrite au Codex, et une méthode empirique propre aux stations où se font les cures de petit-lait.

Le Codex prescrit d'opérer de la façon suivante :

> Lait de vache écrémé. . . . . 1000 grammes

Portez le lait à l'ébullition ; ajoutez-y par petites portions une quantité suffisante d'une solution faite avec 1 partie d'acide citrique et 8 parties d'eau ; quand le coagulum sera bien formé, passez sans expression.

Remettez le petit-lait sur le feu, avec un blanc d'œuf que vous aurez préalablement délayé dans une petite quantité d'eau. Portez de nouveau à l'ébullition, que vous arrêterez en versant un peu d'eau froide dans le liquide dès que celui-ci sera éclairci. Laissez refroidir ; filtrez sur un papier préalablement lavé à l'eau bouillante.

Il importe, dans cette opération, de ne pas mettre un excès d'acide, qui s'opposerait à la clarification du sérum, en divisant ou dissolvant imparfaitement une portion de la matière caséeuse ; la substitution du vinaigre à l'acide citrique donnerait une saveur peu agréable ; celle de l'acide tartrique fournirait un produit se troublant bientôt par suite de la formation de tartrate de chaux. Toutes les fois que le petit-lait sera préparé dans une pharmacie, il faudra donc s'en tenir au mode opératoire indiqué par le Codex.

Dans les montagnes ou les stations spéciales, le petit-lait se prépare au moyen de la *présure*, qui donne un produit plus sapide et plus coloré. Le lait est chauffé dans de grandes chaudières, la présure est ajoutée, on fait bouillir, on écume le liquide, on filtre à la chausse et on met le petit-lait dans des vases de bois qu'on a préalablement échaudés à l'eau bouillante ; dans quelques stations on le boit froid ; si on doit le boire chaud, on met les vases qui le renferment, dans d'autres vases de bois plus grands et contenant de l'eau très chaude. On emploie environ un gramme de présure dissous dans deux cuillerées d'eau pour un litre de lait ; comme dans le procédé du Codex on peut clarifier par une ébullition avec l'albumine.

Quant à la présure, on la retire du quatrième estomac d'un jeune veau qui n'a encore été nourri qu'avec du lait ; on enlève le lait caillé que contient cet estomac et on lave celui-ci à l'eau froide ; on le plonge dans l'eau avec un excès de sel marin, soit environ 2 litres de saumure pour un estomac ; on retire le tissu au bout de quelque temps, on le couvre d'une légère couche de sel et on le fait sécher. Pour en faire usage, on prend, la veille du jour où l'on a du lait à cailler, un fragment de présure qu'on fait macérer dans l'eau tiède.

Wislin a donné la formule d'une présure liquide qu'il obtient de la manière suivante :

Estomac de jeune veau	N° 1
Chlorure de sodium	5 grammes
Alcool à 80°.	1 —
Eau	16 —

L'estomac est divisé avec des ciseaux et malaxé avec le sel, puis abandonné dans un lieu frais pendant deux mois environ, au bout desquels se manifeste l'odeur caractéristique de la présure : on ajoute alors l'eau, puis l'alcool et on filtre.

Bougarel a donné également une formule de présure liquide dont on n'a qu'à prendre une douzaine de grammes pour un litre de lait. Pour obtenir cette présure liquide, on prend 15 grammes de caillette qu'on débarrasse du caséum qu'elle contient et qu'on fait macérer, après l'avoir coupée en morceaux, dans un litre de vin blanc additionné de 12 grammes de sel marin ; on laisse macérer quinze jours, et après filtration on conserve dans des bouteilles pleines.

La présure coagule le lait, pour certains auteurs, grâce à la pepsine qu'elle contient ; il n'en est pas ainsi d'après Hammarsten ; la pepsine pure ne coagule pas le lait, tandis que le suc gastrique le coagule, même après avoir été neutralisé; la coagulation paraît due à un principe spécial appelé *chimosine* par Payen et *lab* par les Allemands. Pour préparer la présure gastrique, Hammarsten se sert de la caillette de veau, ou de l'estomac des jeunes animaux, surtout de la partie pylorique, qui est la plus riche; la pepsine étant retirée par les procédés ordinaires est dissoute dans l'eau acidulée et traitée par l'acétate neutre de plomb qui ne précipite pas la présure; il filtre et précipite la présure par le sous-acétate de plomb; le précipité est décomposé par l'acide sulfurique à 2/1000 et le ferment est précipité par l'alcool.

La présure gastrique précipite par le sous-acétate de plomb, mais non par l'acétate neutre, ni par le tannin; l'alcool la précipite et lui fait perdre peu à peu ses propriétés; elle agit en milieu acide ou neutre, mais est détruite par les alcalis même très étendus; elle coagule le lait à 35 ou 40 degrés, et le coagulum se dissout difficilement dans l'acide acétique ou les alcalis; elle est détruite à 70 degrés et n'agit pas au-dessous de 15 degrés : néanmoins, même à cette température la coagulation peut avoir lieu, si l'on ajoute au lait quelques gouttes d'une solution de chlorure de sodium. (A. Gautier, *Chimie biologique.*)

Ce n'est pas ici le lieu de décrire les différents moyens d'analyse du lait, mais il est nécessaire de rappeler la composition de ce liquide pour connaître la composition du petit-lait.

Adam, un des chimistes qui se sont le plus occupés de la chimie du lait, donne la composition moyenne suivante du lait de ferme à vaches normandes :

Densité	de	1 032.5	à	1 035
Lactose	de	55ᵍ	à	55ᵍ
Beurre	de	42 ,00	à	45 ,00
Caséine	de	32 ,00	à	35 ,00
Sels	de	7 ,50	à	7 ,80
Extrait sec	de	134ᵍ,50	à	142ᵍ,80

Par litre; c'est entre ces limites que doivent osciller les

éléments d'un lait de vache naturel et de bonne qualité.

Quand on coagule le lait pour préparer le petit-lait, les matières grasses n'étant plus maintenues émulsionnées par la caséine, qui s'est précipitée, se séparent également, en sorte que le petit-lait ne contiendra plus de beurre ni de caséine : le sucre du lait ou lactose, les sels et une petite partie des matières albuminoïdes entreront seules dans sa composition. Voyons donc quelles sont les matières albuminoïdes du lait. On trouve dans le lait de vache trois matières albuminoïdes principales : la *caséine*, que la présure coagule, et deux autres substances protéiques : la *galactozymase* et la *lactalbumine*. Mentionnons également la *lactoprotéine* de Millon et Commaille qui n'est coagulable ni par la chaleur, ni par les acides, mais seulement par le nitrate mercurique, et dont l'existence en tant que produit albuminoïde a été fortement mise en doute, les uns la considérant comme une *propeptone*, les autres, avec Schützenberger, comme une *leucéine*, produit de dédoublement des albuminoïdes. La caséine existe dans le lait à l'état de caséinate alcalin ou alcalino-terreux, peut-être à l'état de caséinophosphate, probablement *dissoute* en partie, la presque totalité étant simplement gonflée et maintenue *en suspension* à l'état de mucilage léger ; elle est précipitée à froid par une quantité convenable d'acide acétique étendu, mais un excès de celui-ci la redissout, contrairement à ce qui se passe pour la mucine. Béchamp a indiqué le moyen de séparer les trois matières albuminoïdes que l'on vient de citer.

Le lait frais de vache ne semble pas contenir de peptones ou d'albumines ; mais il paraît s'en faire aux dépens de la caséine dans le lait conservé.

Le petit-lait préparé avec la présure contient la lactalbumine et une trace de matières albuminoïdes ; pour qu'il soit digestible et que son usage puisse être soutenu pendant un certain temps, il est nécessaire que la coagulation de la caséine soit incomplète : autrement il est mal supporté et peut produire des vomissements.

Le sucre de lait, lactose ou lactine, passe entièrement

dans le petit-lait; Germain Sée a montré le parti qu'on pouvait tirer de ce sucre comme diurétique, dont il faut, il est vrai, absorber des doses considérables; 100 grammes par jour, dissous dans deux litres d'eau.

Traube considère le sucre de lait comme un évacuant; il suffirait, pour avoir deux ou trois selles, d'ingérer une solution de 15 à 20 grammes de lactose ajoutée à du lait écrémé bouilli et encore chaud, et déjeuner ensuite lorsque la faim se fait sentir.

Les sels passent également dans le petit-lait, à l'exception toutefois d'une partie du phosphate de chaux qui est entraîné avec la caséine, lorsque la coagulation a été faite par la présure; quand on se sert d'acide citrique, comme le recommande le Codex, la proportion de phosphate de chaux dissous est plus forte.

On voit, en somme, que le petit-lait est une solution contenant, outre la lactose, un peu de matières albuminoïdes, et une grande partie des sels du lait; Valentiner en a donné la composition suivante :

ANALYSE DU PETIT-LAIT PAR VALENTINER

	Vache	Chèvre	Brebis
Eau	93.264	93.380	91.960
Matières albuminoïdes	1.080	1.140	2.150
Lactose	5.100	4.550	5.570
Matières grasses	0.116	0.572	0.252
Sels et substances extractives	0.440	0.518	0.588
	100.000	100.000	100.000

Spirigates a donné des sels du petit-lait de Kreuth l'analyse suivante :

COMPOSITION DES CENDRES DU PETIT-LAIT

Chlorure de sodium.	17ᵍʳ ,240 %
Chlorure de potassium.	47 ,250
Potasse.	16 ,500
Chaux	4 ,590
Magnésie	2 ,420
Acide phosphorique	14 ,170
Acide sulfurique.	2 ,050
Phosphate ferrique.	traces.

Un litre de petit-lait a donné 5 gr. 97 de cendres.

Il est facile de conclure des chiffres qui précèdent que le petit-lait est loin d'avoir la valeur nutritive du lait, mais qu'il peut rendre de réels services, grâce à ses propriétés laxatives et diurétiques ; il trouvera son application dans certaines dyspepsies atoniques, chez les estomacs fatigués par des excès de table, surtout avec le concours des conditions hygiéniques qu'on rencontre dans les stations où se font les cures du petit-lait.

Des esprits enthousiastes ont attribué au petit-lait des propriétés curatives merveilleuses dans la phtisie pulmonaire ; et, par réaction, d'autres lui ont refusé toute efficacité ; il est certain qu'en favorisant, par son action laxative, les sécrétions intestinales, le petit-lait peut avoir une action favorable sur les états gastro-intestinaux, si fréquents au début de la phtisie ; il a de même une action heureuse sur la muqueuse bronchique dont il modifie les sécrétions ; enfin il peut améliorer les fonctions gastriques du phtisique et faciliter son alimentation ; d'autre part la cure se fait dans des stations où la douceur du climat, le séjour dans un air pur, l'absence de préoccupations, une alimentation tonique et réparatrice constituent les conditions les plus hygiéniques et les plus propres à enrayer la marche de la tuberculose. Mais il faut bien savoir que ces cures ne conviennent pas à tous les cas indistinctement : utiles dans les formes actives de la phtisie, elles sont contre-indiquées formellement dans les formes passives, torpides ou colliquatives.

Les stations pour la cure du petit-lait sont excessivement nombreuses, dans la Suisse, l'Allemagne, le Tyrol ; Weissbad, Gastein, Heiden, Interlaken, Engelbert, Rohrbach, en Suisse ; Skeiberg, Liebenstein, Rehberg en Hanovre ; Baden-Baden ; Roznau en Moravie, Graychemberg en Styrie ; Ems, Kreutznach, Kissingen, etc.

On utilise pour la cure le lait de chèvre, de vache ou de brebis ; à Ischl (Tyrol) on trouve les trois petits-laits, qui présentent la composition suivante, pour 100 grammes :

	Eau	Caséine	Lactose	Graisse	Sels
Brebis	92	2	5	0,50	0,60
Vache. . . .	95	1	5	0,10	0,40
Chèvre . . .	91	1	45	0,40	0,60

Le petit-lait de vache a une saveur douce ; celui de brebis a un goût fort sucré ; celui de chèvre est intermédiaire.

La cure est de six à huit semaines au plus ; elle consiste à prendre, les premiers jours, une dose de 120 grammes de petit-lait ; on se promène pendant un quart d'heure au grand air et on prend une seconde dose de 120 grammes environ. S'il ne survient aucun dérangement intestinal, on peut au bout de quelques jours augmenter la dose et prendre dans la journée quatre ou cinq verres de petit-lait de vache ; mais il faut bien se garder de toute exagération, qui pourrait provoquer des coliques et des vomissements.

Si, dès le début, le petit-lait n'est pas toléré, ou si son goût fade déplaît trop, on peut le couper avec une eau minérale gazeuse, alcaline ou même ferrugineuse.

La cure se complète par un régime spécial d'où sont bannis le gibier, les viandes fortes et même le poisson ; les aliments se composent de mouton, volaille, végétaux herbacés ; les malades affaiblis recevront une nourriture plus azotée ; les tempéraments irritables, une nourriture plus douce; l'alcool sera supprimé, et le vin coupé d'eau; les repas seront réguliers, et les malades se livreront à un exercice modéré au grand air.

Aux malades qui ne peuvent suivre la cure dans les stations, on pourra prescrire un régime spécial et le petit-lait préparé avec la présure ou par le procédé du Codex; utile dans certaines dyspepsies ou dans les convalescences, il devra être limpide et agréable au goût.

On pourra utiliser ses propriétés laxatives chez les malades atteints d'hémorroïdes, de constipation opiniâtre, d'engorgements du foie et de la rate; il peut aussi servir de véhicule à des purgatifs plus énergiques, et c'est ainsi que le Codex donne la formule d'un petit-lait composé.

PETIT-LAIT DE WEISS

Follicules de séné	2	grammes
Sulfate de magnésie	2	—
Sommités d'hypéricum	1	—
Sommités de caille-lait	1	—
Fleurs de sureau	1	—
Petit-lait bouillant	500	—

Faites infuser pendant une demi-heure. Passez et filtrez. Par petites tasses dans la journée.

On a donné le nom de petit-lait artificiel à la préparation suivante :

PETIT-LAIT ARTIFICIEL (BOUCHARDAT)

Poudre pour petit-lait	10	grammes
Eau	100	—
Vinaigre		
Sirop de Nerprum } āā	1	—

Quant à la poudre pour petit-lait, elle se prépare de la façon suivante :

POUDRE POUR PETIT-LAIT (Bouchardat)

Sel marin . . . . 50 grammes
Sucre de lait . . . . 1000 —
Nitre }
Alun } *āā* . . . . 5 —

Mêlez.

CHAPITRE VI

Les purgatifs salins sont surtout représentés par les sels de soude et de magnésie ; les sels de potasse ne sont presque plus employés comme purgatifs, si ce n'est la crème de tartre soluble. Ce que nous avons dit dans les généralités à propos de la théorie de Rabuteau nous permettra de nous en tenir à la description des différents sels et à leur mode d'emploi.

I. — SELS DE MAGNÉSIE.

Nous réunirons ici tous les véritables sels de magnésie, auxquels nous ajouterons la *magnésie*, qui n'est en vérité qu'un oxyde. Tous ces composés sont, ainsi que les sels correspondants de soude, d'un usage fort répandu, tant à cause de leur efficacité que de la modicité de leurs prix. Il y a lieu de mentionner toutefois que les sels de magnésie, moins toxiques que ceux de potasse, le sont plus que les sels de soude ; on peut parfaitement injecter dans les veines d'un chien, rapidement et sans produire d'accident, une dose de 15 à 20 grammes de sulfate ou d'hyposulfate de soude en solution ; mais on ne pourrait faire la même chose avec les sels correspondants de magnésie : une dose de 10 grammes suffirait à produire la mort de l'animal.

Dorvault a cherché à comparer entre eux les différents composés magnésiens, en opérant sur sept jeunes gens du même âge, en excellent état de santé, qui ont pris chacun, à dix jours d'intervalle : 1° 7 gr. 50 de magnésie calcinée ; 2° dix jours plus tard, 50 grammes de citrate de magnésie ; 3° dix jours après, 44 grammes de sulfate de magnésie ; les sujets en expérience suivaient le même régime et absorbaient leur purgation d'une manière identique. Voici les résultats obtenus :

1° *Nombre des évacuations* : La moyenne des évacuations a été : 2,85 avec la magnésie calcinée ; 3,28 avec le citrate ; 4 avec le sulfate ;

2° *Nature des évacuations* : Les selles étaient féculentes avec la magnésie calcinée, demi-séreuses avec le citrate, séreuses avec le sulfate ;

3° *Poids des évacuations* : 1 kil. 017 pour la magnésie calcinée ; 1 kil. 771 pour le citrate ; 2 kil. 200 pour le sulfate ;

4° *Durée de la purgation* : La durée de l'action purgative a été de 18 h. 85 pour la magnésie calcinée ; de 11 heures pour le citrate et de 8 h. 60 pour le sulfate ;

5° *Effets produits* : L'action nauséeuse a été nulle avec le citrate de magnésie, un peu plus marquée avec la magnésie, très marquée avec le sulfate ; celui-ci a produit en outre plus de ténesme que les autres ; de même le citrate n'a pas été accompagné de la soif intense que provoquait le sulfate de magnésie ; la soif a été modérée avec la magnésie calcinée.

Nous verrons, en étudiant chacun des composés magnésiens, que la magnésie calcinée et l'hydrocarbonate forment un sous-genre à part, se séparant des autres sels de magnésie ; quant à ceux-ci, malgré les efforts tentés, il n'y a guère que le sulfate et le citrate qui soient employés, et l'administration en est souvent subordonnée au goût ou à la fortune du malade. Le sulfate de magnésie est certainement le meilleur des sels magnésiens et celui qui possède les propriétés purgatives les plus sûres, son administration est facile et peu coû-

teuse, mais son amertume fait reculer bien des malades ;
dans la majorité des cas, il n'y a alors aucun inconvénient
à le remplacer par le citrate, et à donner la limonade purgative au lieu de l'eau de Sedlitz.

MAGNÉSIE CALCINÉE MgO

La magnésie calcinée a reçu en thérapeutique un assez
grand nombre d'applications. On l'obtient par calcination
de l'hydrocarbonate de magnésie.

La magnésie calcinée pure est très blanche, infusible,
sans saveur ni odeur, très peu soluble dans l'eau, mais
absorbant facilement, lorsqu'on l'abandonne à l'air, l'eau et
l'acide carbonique.

On fera un essai suffisant et rapide de la magnésie calcinée en opérant de la façon suivante, indiquée par A. Vée :

Faire dissoudre 1 gramme de la magnésie à essayer dans
de l'acide sulfurique étendu ; une effervescence indiquerait
la présence de *carbonate* : un dépôt, la présence de *silice*.

Compléter ensuite avec la solution le volume de 100 centimètres cubes et diviser en deux parties à peu près égales ;
l'une sera additionnée de son volume d'alcool à 90 degrés :
un précipité blanc indiquerait la présence de *sulfate de
chaux* ; l'autre, additionnée de chlorhydrate d'ammoniaque
et d'ammoniaque, ne devra ni se colorer, ni donner de
précipité : un précipité blanc serait dû à de l'*alumine*, un
précipité ocreux à de l'*oxyde de fer*.

La *magnésie calcinée* doit être légère ; on trouve dans le
commerce une *magnésie lourde* qui vient d'Angleterre et a
joui autrefois, sous le nom de *magnésie de Henry*, d'une
grande réputation, mais est certainement inférieure à la
magnésie légère, dont elle n'a ni le pouvoir absorbant,
ni la facile solubilité dans les acides ; on l'obtient soit en
tassant fortement l'hydrocarbonate avant de le calciner,
soit en se servant d'un carbonate obtenu par précipitation
dans l'eau bouillante.

Lorsque la magnésie calcinée est introduite dans l'estomac, elle absorbe et sature les acides qu'elle y rencontre ; si elle a été prise à dose faible, elle passe dans le sang à l'état de sel soluble et s'élimine par l'urine ; si la dose est plus forte, une partie seulement est absorbée, le reste passe dans l'intestin, y détermine des effets laxatifs et est expulsé par les selles. Cette action purgative n'est pas accompagnée de nausées, ni de coliques, au moins le plus souvent ; elle se manifeste de six à douze heures après l'ingestion, ce qui indique qu'il faut la faire prendre le soir, pour obtenir un effet le lendemain matin ; les effets obtenus sont généralement plus considérables que ceux que produisent normalement les sels neutres ; les garde-robes, que les Anglais appellent *féculentes*, ne sont pas séreuses, comme avec les sels neutres, mais d'une consistance demi-liquide, comme celle de la purée. Pour Bucheim et ses élèves, l'action purgative de la magnésie serait due à la production d'un carbonate double de soude et de magnésie, ou à un bicarbonate de magnésie, difficilement diffusibles ; pour Rabuteau, ce serait le chlorure de magnésium formé dans l'estomac qui provoquerait un courant osmotique ; pour Gubler, il y a une impression particulière excitant la sécrétion intestinale et déterminant, par action réflexe, la contractilité des fibres musculaires intestinales.

Ses propriétés absorbantes et laxatives indiquent son emploi pour combattre l'acescence buccale ou stomacale, le pyrosis, chez les dyspeptiques, les femmes enceintes, les enfants à la mamelle ; cet emploi sera nécessairement réservé aux cas où il y a en même temps constipation. Son manque de sapidité la rend facile à administrer ; comme antiacide ou comme laxative, elle sera toujours donnée à doses faibles : 20 à 30 centigrammes, deux fois par jour, chez les enfants à la mamelle ; 30 à 50 centigrammes chez les enfants plus âgés ; 50 centigrammes à 2 grammes chez les adultes. Comme purgatif, la dose devra être, chez l'adulte, de 10 à 20 grammes.

Bussy a montré que la magnésie calcinée peut servir de contrepoison à l'acide arsénieux, avec lequel elle forme un composé insoluble, facilement évacué par les purgatifs ou le lavage de l'estomac; la magnésie est, en effet, le contrepoison auquel il faudra toujours avoir recours dans les empoisonnements par l'arsenic; elle possède une action au moins égale à celle de l'oxyde et du sulfure de fer hydratés, et il est toujours facile de se la procurer dans un état satisfaisant de pureté; on la délaye dans l'eau et on la fait prendre en temps opportun; les évacuations intestinales qui accompagnent son ingestion, malgré les vomissements, ne font que hâter et compléter l'élimination du toxique. Elle rendra également les plus grands services comme antidote, dans les cas d'empoisonnement par les acides.

On a proposé l'emploi de la magnésie calcinée comme *lithontriptique*; nous ne croyons pas qu'elle soit recommandable de ce chef; il y aurait plutôt lieu de l'éviter chez les gens prédisposés ou déjà atteints, en considérant la facilité avec laquelle elle peut former des dépôts de phosphate ammoniaco-magnésien.

De même, comme antiacide, son usage ne devra pas être trop prolongé, et l'on se bornera à des doses faibles, de manière à éviter qu'une fois les acides saturés, l'excès de magnésie, resté dans la cavité gastrique, n'y agisse comme alcali et provoque une nouvelle sécrétion acide.

$$\text{HYDRATE DE MAGNÉSIE. } Mg{<}^{OH}_{OH}$$

Ce composé n'est autre chose que le précédent sur lequel on a fixé une molécule d'eau H²O. Pour cela le Codex prescrit de faire bouillir pendant vingt minutes la magnésie calcinée avec vingt fois son poids d'eau; on jette sur une toile, on laisse égoutter et on sèche à l'étuve à 50 degrés, jusqu'à cessation de perte de poids.

L'hydrate de magnésie contient 57 pour 100 d'eau, ne se concrète pas en masse, comme la magnésie calcinée, se dissout plus facilement dans les acides et, par conséquent, convient également mieux dans les empoisonnements par l'acide arsénieux. Son action est également plus douce. Comme la magnésie calcinée, il faut le conserver dans des flacons bien bouchés.

Puisque nous avons parlé de la magnésie comme antidote de l'arsenic, ajoutons que, dans ce cas, il faut éviter, d'après Carles (de Bordeaux), l'adjonction de sucre, l'eau sucrée ayant la propriété de dissoudre l'arsénite de magnésium ; par contre, lorsqu'on donne la magnésie comme contrepoison des sels d'antimoine, de cuivre, de plomb ou de mercure, le sucre serait utile, en provoquant une décomposition rapide de ces sels.

POTION A LA MAGNÉSIE

Médecine blanche

Le Codex a donné la formule suivante d'un purgatif, appelé aussi *médecine blanche*, par opposition aux *médecines noires*, et dans la préparation duquel il se forme de l'hydrate de magnésie :

Magnésie calcinée.	8 grammes
Sucre blanc	50 —
Eau.	40 —
Eau de fleurs d'oranger.	20 —

On porte à l'ébullition l'eau dans laquelle on a délayé la magnésie ; on retire du feu, on ajoute le sucre et l'eau de fleurs d'oranger, et l'on passe à travers un tamis de soie peu serré.

A prendre en une fois. On peut ingérer ensuite le suc d'une orange, qui fait disparaître complètement la saveur un peu fade du médicament.

Il est bon de se rappeler que la purgation est lente à se produire ; en l'ingérant le soir, l'effet commence le lendemain, et peut se prolonger pendant douze ou même vingt-quatre heures.

CHOCOLAT À LA MAGNÉSIE

Société Française de Bordeaux

Magnésie calcinée.	4 grammes
Scammonée pulvérisée. . .	0,20 centigrammes
Pâte de chocolat.	50 grammes

Pour 1 tablette — en prendre 1 ou 2.

On a donné également à la magnésie une forme granulée :

MAGNÉSIE GRANULÉE

Magnésie calcinée.	1 gramme
Sucre.	5 grammes

4 cuillerées à café comme purgatif ; 1/2 à 1 cuillerée à café comme antiacide ou laxatif.

Les formes précédentes sont les plus aptes lorsqu'on veut donner la magnésie comme purgatif ; on peut simplement aussi la faire délayer dans un verre d'eau sucrée ; les suivantes sont surtout destinées aux préparations qui doivent être prises pendant un certain temps, comme laxatives ou antiacides. La légèreté de la magnésie est quelquefois un obstacle à son administration, à cause du volume occupé par la dose qu'on veut prescrire. On peut alors avoir recours à la magnésie lourde.

Les formules de poudres qu'on peut administrer au moment des repas et où entre la magnésie varient à l'infini. On peut l'associer à la rhubarbe, au charbon, au bicarbonate de soude. On prescrira, par exemple, contre les aigreurs, le pyrosis :

Magnésie calcinée.	5 grammes
Charbon végétal.	5 —

Diviser en 10 paquets — 1 au commencement de chaque repas.

Dans les cas de dyspepsie, accompagnée de flatulence, d'atonie, on se trouvera bien du mélange suivant :

Magnésie calcinée . . . . 10 grammes
Poudre de rhubarbe . . 10 —
Poudre de noix vomique. 0,50 centigrammes

Diviser en 20 paquets — 1 au commencement de chaque repas.

On préparait autrefois des pastilles de magnésie calcinée, mais on a remarqué que celles-ci prenaient une saveur désagréable à la suite des réactions du sucre et de la magnésie ; des pastilles qui ont eu une certaine vogue, comme antidyspeptiques, étaient celles de Patterson :

PASTILLES AMÉRICAINES DE PATTERSON

Sous-nitrate de bismuth ⎱ āā . 50 grammes
Magnésie hydratée ⎰
Sucre en poudre fine . . . . . . 150 —
Mucilage Q. S.

F. S. A. des tablettes de 1 gramme. En supprimant le sucre et le mucilage, on avait la *poudre de Patterson*.

HYDROCARBONATE DE MAGNÉSIE $4MgO3\ CO^2 + 4H^2O$

Magnésie blanche

Pour préparer l'hydrocarbonate de magnésie, on fait bouillir une solution de sulfate de magnésie et l'on y ajoute une solution de carbonate de soude en continuant l'ébullition. Il se dégage un peu d'acide carbonique et il se dépose de l'hydrocarbonate de magnésie qu'on lave et qu'on sèche. Il importe d'opérer de cette façon pour avoir un produit répondant à la composition donnée.

L'hydrocarbonate de magnésie est une poudre blanche très légère, à peu près insoluble dans l'eau, soluble dans l'eau chargée d'acide carbonique par suite de la formation d'un bicarbonate.

L'essai du carbonate de magnésie se fait comme celui de la magnésie calcinée ; il faut de plus chercher la quantité d'oxyde qu'il peut donner par calcination : cette quantité doit être environ de 45 pour 100.

Le carbonate de magnésie ou magnésie blanche possède les mêmes propriétés que la magnésie calcinée, mais il faut le donner à doses plus élevées (doubles ou à peu près), on le prescrit comme antiacide, laxatif et purgatif. On a remarqué de plus qu'administré chez les gens porteurs d'un grand nombre de verrues, il fait bientôt disparaître celles-ci.

La magnésie blanche se prend généralement en poudre, seule ou associée à d'autres médicaments, aux doses de 0 gr. 50 à 2 grammes comme absorbant, de 8 à 10 grammes comme purgatif. On emploie également certaines préparations où elle est dissoute à la faveur d'acide carbonique.

EAU MAGNÉSIENNE

Magnésie liquide

Le Codex en donne la formule suivante :

Sulfate de magnésium	53 grammes
Carbonate de sodium cristallisé	20 —

On fait dissoudre séparément les deux sels dans une capsule de porcelaine, puis on porte à l'ébullition ; on ajoute la solution de carbonate de sodium et l'on fait bouillir jusqu'à ce qu'il ne se dégage plus d'acide carbonique. On laisse déposer, on décante la liqueur surnageante et on lave avec soin le précipité d'hydrocarbonate de magnésie. On délaie ensuite ce précipité dans 650 grammes d'eau, puis on introduit le mélange liquide dans l'appareil à eaux minérales pour le saturer d'acide carbonique. Après l'avoir laissé pendant vingt-quatre heures, en contact avec un excès de ce gaz, on le retire de l'appareil; on le passe à travers une étoffe de laine pour en séparer la partie indissoute, on remet dans l'appareil le liquide filtré et on le sursature d'acide carbonique, puis on le met en bouteilles.

L'eau magnésienne ainsi préparée contient 20 grammes d'hydrocarbonate de magnésium.

TABLETTES DE MAGNÉSIE

Hydrocarbonate de magnésie. . .	200 grammes
Sucre blanc.	800 —
Mucilage de gomme adragante . .	Q.S. —

Faire des tablettes de 1 gramme : chacune contiendra 0 gr. 50 de carbonate de magnésie.

POUDRE DE MAGNÉSIE ET DE RHUBARBE

Hydrocarbonate de magnésie . .	60 grammes
Sucre pulvérisé	40 —
Racine de rhubarbe pulvérisée .	25 —
Essence de fenouil	4 —

Mêlez. De 2 à 12 grammes comme laxatif.

MAGNÉSIE EFFERVESCENTE

Carbonate de magnésie.
Sulfate de magnésie.
Bicarbonate de soude. } ââ . . 10 grammes
Tartrate de soude et de
    potasse.
Acide tartrique.

Pulvérisez, mêlez. 1 cuiller à café dans un verre d'eau comme laxatif. On doit conserver cette poudre dans un flacon bien bouché, à l'abri de l'humidité. Le médicament est absorbé au moment de l'effervescence.

Comme antiacide, on peut prescrire le carbonate de magnésie mélangé au bicarbonate de soude :

Carbonate de magnésie. . . . . 10 grammes
Bicarbonate de soude. 10   —

A diviser en 10 paquets — 1 au commencement de chaque repas.

SULFATE DE MAGNÉSIE $MgSO^4 + 7H^2O$

Sel d'Epsom

On peut obtenir le sulfate de magnésie soit par concentration des eaux d'Epsom, de Sedlitz ou des eaux de la mer privées de chlorure de sodium, soit en calcinant la dolomie, carbonate double de chaux et de magnésie, et traitant le résidu par l'acide sulfurique qui dissout la magnésie, soit encore en grillant les schistes magnésiens et pyriteux qu'on soumet ensuite à des lavages, pour enlever le sulfate de magnésie.

Le sulfate de magnésie cristallise en prismes rhomboïdaux droits, d'une saveur salée et très amère, solubles dans leur poids d'eau et s'effleurissant à l'air. Le produit du commerce contient presque toujours du chlorure de magnésium, dont la séparation est parfaitement inutile au point de vue pharmaceutique ; lorsque le sulfate de magnésie est ferrugineux, on traite sa solution par un courant de chlore pour peroxyder le fer et l'on fait bouillir avec un peu d'hydrate de magnésie ; on filtre et on fait cristalliser. Pour lui faire prendre la forme aciculaire, on agite légèrement la solution pendant l'évaporation.

Le principal essai qu'on fait subir au sulfate de magnésie consiste à rechercher s'il n'a pas été remplacé en tout ou en partie par du sulfate de soude. Si la solution du sulfate suspect ne précipite pas par une solution de carbonate de soude, c'est qu'elle ne contient pas de sulfate de magnésie.

Pour s'assurer qu'il y a eu mélange et que le sulfate de magnésie contient du sulfate de soude, on en fait dissoudre environ 1 gramme dans l'eau et l'on ajoute un excès de solution de sulfure de baryum qui précipite tout l'acide sulfurique et toute la magnésie ; on filtre et la liqueur filtrée est additionnée d'acide sulfurique destiné à décomposer l'excès de sulfure de baryum ; on filtre de nouveau et l'on évapore à siccité : il ne doit pas rester de résidu ; s'il y en a un, il représente le sulfate de soude que contenait le sulfate de magnésie.

Le sulfate de magnésie peut entrer dans un grand nombre de préparations, ainsi que le sulfate de soude ; néanmoins, caractère que ne présentait pas ce dernier, il est incompatible avec un certain nombre de composés susceptibles de le précipiter, et il faut éviter de l'associer aux alcalis et leurs carbonates, aux phosphates solubles et aux sels dont la base peut former un sulfate insoluble ; les bicarbonates ne sont pas incompatibles et empêchent même l'incompatibilité des carbonates.

De même que pour le sulfate de soude, la propriété qu'a le sulfate de magnésie de former du sulfate de plomb insoluble avec les sels solubles de plomb, fait qu'on pourra l'administrer comme antidote dans le cas d'un empoisonnement aigu par un sel de plomb.

Avec le sulfate de soude, c'est un des purgatifs les plus fréquemment employés et donnant les meilleurs résultats ; l'effet purgatif se manifeste au bout de trois ou quatre heures par des évacuations séro-bilieuses se succédant rapidement et cessant après neuf à douze heures. Même un emploi prolongé n'amène pas, sauf quelques rares exceptions, d'irritation gastro-intestinale.

On a expliqué son action de différentes manières ; mais il reste certain qu'il produit, comme les sels neutres en général, une irritation sécrétoire superficielle et passagère.

qui modifie l'état des voies digestives dans un sens favorable au rétablissement de leurs fonctions ; d'autre part la spoliation qu'il fait subir à l'organisme, en lui enlevant une certaine quantité de liquide, favorise l'absorption interstitielle dans les tissus, en même temps que la température s'abaisse et que le pouls devient moins fréquent. Comme les autres sels neutres, son usage est ordinairement suivi de constipation. Les selles ne contiendraient pas de bile d'après Radziejewski. On prescrit le sulfate de magnésie dans un grand nombre de cas et en particulier dans la fièvre typhoïde, les diarrhées bilieuses, les dysenteries épidémiques, les maladies chroniques de la peau, les congestions de l'encéphale. On le donne soit à doses purgatives, soit à doses fractionnées, comme dans l'ascite.

Le sulfate de magnésie se donne seul ou associé à d'autres cathartiques ; cependant sa saveur peut rendre son administration difficile et ne paraît pas facile à masquer ; on pourra, dans ce but, recourir à un moyen indiqué par Combes, et qui consiste à faire bouillir pendant deux minutes la dose prescrite de sulfate de magnésie avec 10 à 15 grammes de café dans 300 grammes d'eau. Passer et boire cette solution chaude et sucrée en deux fois à un quart d'heure d'intervalle.

On prescrit généralement le sulfate de magnésie seul, ou dans une infusion de séné, surtout comme purgatif.

LAVEMENT PURGATIF

Sulfate de magnésie	15 grammes
Séné.	15 —
Eau bouillante	250 —

À prendre en une fois.

EAU DE SEDLITZ

La préparation la plus connue à base de sulfate de magnésie est l'eau de Sedlitz qui peut être naturelle ou artificielle, celle-ci étant à peu près seule employée.

L'eau de Sedlitz naturelle vient du village de ce nom, situé en Bohême. Bouillon-Lagrange en a donné l'analyse suivante :

Sulfate de magnésie.	31gr,820
Sulfate de soude	0 ,750
Sulfate de chaux	0 ,584
Bicarbonate de chaux.	0 ,120
Bicarbonate de magnésie	0 ,141
Matières organiques résineuses. . .	0 ,084
Total .	33 ,576
Acide carbonique libre	0 ,068

Pour 1 litre d'eau.

Cette eau s'altère assez rapidement, les matières organiques qu'elle renferme réduisant les sulfates à l'état de sulfures.

Comme laxatif, 1 à 2 verres le matin; comme purgatif, une quantité double.

L'eau de Sedlitz *artificielle* est d'un usage beaucoup plus courant; sauf indication spéciale, le pharmacien doit délivrer l'eau dont le Codex a donné la formule :

Sulfate de magnésie.	50 grammes
Eau gazeuse simple	650 —

Au lieu d'eau gazeuse on peut employer l'eau distillée simple qu'on rend gazeuse en y ajoutant de l'acide tartrique et du bicarbonate de soude :

Sulfate de magnésie.	50 grammes
Acide tartrique	4 —
Bicarbonate de soude	4 —
Eau distillée	650 —

On remplace souvent, et sans inconvénient, l'acide tartrique par l'acide sulfurique ; le sulfate de soude produit ajoute son action purgative à celle du sulfate de magnésie.

La quantité d'eau précédente est souvent ramenée à environ 500 grammes, pour satisfaire les malades, qui trouvent toujours qu'il y a trop à boire d'un liquide, en vérité, fort désagréable.

Cette eau constitue un bon purgatif, dont on peut faire varier la dose de magnésie ; mais il convient d'éviter son emploi, ou d'y remplacer le sulfate de magnésie par le sulfate de soude chez les malades disposés à la gravelle blanche et aux calculs terreux, ou dont l'urine est alcaline dans la vessie : dans ce cas, les sels de magnésie produisent du phosphate ammoniaco-magnésien.

CITRATE DE MAGNÉSIE

Ce sel, dont la formule est $(C^6H^5O^7)^2Mg^3 + 14H^2O$, s'obtient en saturant l'acide citrique par du carbonate de magnésie ; il est blanc, soluble dans deux parties d'eau et d'une saveur presque nulle ; on le conserve rarement sous cette forme dans les pharmacies, où il se prépare extemporanément sous la forme de limonade purgative ou limonade Rogé, du nom de son inventeur. Celle-ci se prépare de la façon suivante :

LIMONADE PURGATIVE AU CITRATE DE MAGNÉSIE

Acide citrique.	50 grammes
Carbonate de magnésie. . . .	18 —
Eau distillée.	500 —
Sirop de sucre incolore . . .	100 —
Acodature de citron.	1 —

On dissout l'acide citrique dans l'eau et l'on ajoute le carbonate de magnésie ; quand celui-ci est dissous, on filtre la solution sur le sirop aromatisé.

Si l'on veut obtenir un produit gazeux, on diminue de 2 grammes la quantité de carbonate de magnésie, et l'on introduit 4 grammes de bicarbonate de soude dans la bouteille au moment de la boucher.

La formule ci-dessus donne la limonade à 50 grammes de citrate de magnésie; la limonade à 40 grammes s'obtiendrait avec :

$$\begin{array}{ll}\text{Acide citrique.} & \text{24 grammes}\\ \text{Carbonate de magnésie.} & \text{14,40}\end{array}$$

et la limonade à 30 grammes avec :

$$\begin{array}{ll}\text{Acide citrique} & \text{18 grammes}\\ \text{Carbonate de magnésie} & \text{10,80 —}\end{array}$$

Les limonades au citrate de magnésie doivent se préparer à froid, ou à l'aide d'une douce chaleur si l'on est pressé; mais il faut absolument éviter l'ébullition qui provoque la formation d'un citrate basique insoluble qu'on verrait se séparer au bout d'un certain temps.

La limonade purgative est un produit très altérable et au bout de quelques jours devient trouble et visqueuse : il faudra donc la préparer au moment du besoin; on facilite, il est vrai, sa conservation en la rendant fortement gazeuse.

On peut avoir substitué au citrate de magnésie le tartrate de soude ou de magnésie et le citrate de soude; ces fraudes se reconnaîtront de la manière suivante : le carbonate de soude doit donner un précipité de carbonate de magnésie, et le biacétate de potasse donnera un précipité de crème de tartre, s'il y a de l'acide tartrique.

Le Codex donne également une formule de limonade sèche au citrate de magnésie.

LIMONADE SÈCHE AU CITRATE DE MAGNÉSIE

Magnésie calcinée 6gr,50
Carbonate de magnésie officinal . . . . . 6 ,00
Acide citrique . . . . 50 ,00
Sucre blanc . . . . 60 ,00
Alcoolature de citron . . . . 1 ,00

On pulvérise grossièrement ensemble le sucre et l'acide citrique, on y mélange les autres substances et l'on conserve dans un flacon bien bouché.

Ce mélange représente 50 grammes de citrate de magnésie. Si l'on veut que la limonade soit gazeuse, on met la poudre avec de l'eau dans une bouteille bien bouchée et ficelée ; si l'on ne veut pas que la limonade soit gazeuse, on opère la dissolution à l'air libre.

On peut obtenir d'excellents résultats avec la limonade au citrate de magnésie ; quelquefois cependant elle ne produit aucun effet ; on a cru devoir attribuer ce résultat à l'acide carbonique qui agirait comme anesthésique et empêcherait les contractions de l'intestin, si légères déjà avec des sels de magnésie ; il sera bon, chez les malades que ne purge pas la limonade au citrate de magnésie, de prescrire celle-ci non gazeuse. On pourra également conseiller de prendre un lavement deux heures après l'ingestion de la purgation.

LIMONADE PURGATIVE AU TARTRATE DE MAGNÉSIE

Le tartrate de magnésie est analogue au citrate ; il peut s'employer de même et aux mêmes doses ; son usage est cependant restreint :

Carbonate de magnésie. . . . . 15 grammes
Acide tartrique . . . . 22 —
Eau . . . . 600 —

Faire dissoudre ; filtrer ; édulcorer avec 60 grammes de sirop tartrique, aromatisé avec du citron ou de l'orange.

SULFOVINATE DE MAGNÉSIE

De même qu'on avait préconisé le sulfovinate de soude comme purgatif, on a voulu préconiser le sulfovinate de magnésie ; si l'on peut trouver les mêmes avantages aux deux sels, on peut également leur faire le même reproche ; de plus le sulfovinate de magnésie n'est pas exempt de saveur ; il n'y a donc pas à recommander son emploi, qui a été du reste des plus limités.

CHLORURE DE MAGNÉSIUM $[MgCl^2 + 6H^2O]$

Le chlorure de magnésium n'est jamais donné seul ; mais il entre dans la composition d'un grand nombre d'eaux minérales, dans le sel gris, l'eau de mer où il atteint la proportion de 2 à 4 par 1000 ; il se rencontre dans la nature et on peut l'obtenir artificiellement et hydraté en traitant l'hydrocarbonate de magnésie par l'acide chlorhydrique. Il est très soluble dans l'alcool et l'eau et c'est un des sels les plus déliquescents que l'on connaisse ; sa saveur est très amère et il cristallise en prismes qu'on ne peut dessécher sans les décomposer ; si l'on veut concentrer une solution aqueuse de chlorure de magnésium, il se décompose en acide chlorhydrique et magnésie.

A faible dose il est absorbé et semble se conduire comme les chlorures alcalins et activer la nutrition ; aux doses de 15 à 50 grammes, c'est un purgatif plus doux que le sulfate de magnésie. Il est péristaltogène et Laborde a constaté très nettement qu'il provoque des contractions *intestinales*; ainsi que nous l'avons dit, il n'a pas d'usage par lui-même, mais joue un rôle important dans l'action de l'eau de Chatelguyon qui en contient $1^{gr},25$.

Injecté dans le sang, chez des chiens, à la dose de 2 à

5 grammes dans 40 grammes d'eau, le chlorure de magnésium produit de la constipation comme tous les purgatifs salins introduits dans le système circulatoire.

SALICYLATE DE MAGNÉSIE

Ce sel provoque facilement la diarrhée à doses élevées, mais c'est plutôt comme antithermique et antiseptique qu'il a été préconisé par Huchard; on l'a administré à la dose de 2 à 5 grammes par jour dans la fièvre typhoïde, même lorsqu'il existe de la diarrhée; en somme il agit plutôt comme salicylate que comme sel magnésien.

II. — SELS DE SOUDE

SULFATE DE SOUDE $(SO^4Na^2 + 10H^2O)$

Les premières descriptions de ce sel sont dues à Glauber dont il porte encore le nom; il se sépare par le froid des eaux-mères des salines et s'obtient industriellement en grande quantité comme résidu des préparations des acides chlorhydrique et azotique, traitement par l'acide sulfurique des chlorure et azotate de sodium; on fait cristalliser à plusieurs reprises les résidus de la préparation de l'acide chlorhydrique pour les priver de l'acide qui les mouille. Le Codex recommande, comme moyen de purification, de le faire dissoudre encore une fois dans son poids d'eau distillée, de laisser cristalliser par refroidissement, d'égoutter les cristaux et de les sécher dans du papier à filtrer.

Le sulfate de soude du commerce se présente tantôt en petits cristaux imitant le sulfate de magnésie, tantôt en prismes diaphanes longs et gros qu'on appelle *sel de Glauber*. Il est très soluble dans l'eau, qui en dissout 36 pour 100 à la température de 15 degrés; le maximum de solubilité a lieu à 32°,73 ; 100 parties d'eau dissolvent alors 316 parties de sel ; les cristaux sont anhydres quand ils se forment à une température supérieure à 33 degrés et contiennent 55^{gr},91 pour 100 d'eau lorsqu'ils répondent à la formule $SO^4Na^2,10H^2O$; transparents au moment de leur production, ces cristaux s'effleurissent à l'air et perdent toute leur eau de cristallisation en devenant opaques ; *ce caractère est commun à tous les sels de soude et peut permettre à première vue de distinguer le sulfate de soude du sulfate de magnésie.* La saveur est amère et désagréable, moins toutefois que celle du sel de magnésie.

Le sulfate de soude destiné aux usages médicaux doit avoir été suffisamment purifié et ne contenir aucun métal étranger ; la solution de sulfate de soude doit être limpide et neutre au tournesol ; une infusion de noix de galle ne doit pas la colorer en noir, ce qui indiquerait la présence du fer ; l'ammoniaque y produira une coloration bleue, s'il y a du cuivre ; l'hydrogène sulfuré ne donnera pas de coloration noire. La présence de sulfate de magnésie serait décélée par le précipité que donnerait le carbonate de soude à l'ébullition ; le sulfate de chaux se reconnaîtrait au précipité donné par une solution d'oxalate d'ammoniaque ; les sels d'alumine donneront un précipité par l'ammoniaque ; si le sulfate de soude contient du chlorure de sodium, il décrépite lorsqu'on le projette sur des charbons ardents ; de plus la solution précipitée par un excès d'azotate de baryte ne doit pas se troubler par addition du nitrate d'argent.

Le sulfate de soude est, ainsi que le sulfate de magnésie, le type des purgatifs salins, purgatifs dialytiques de Rabuteau ; on a vu ce qu'il faut penser de cette prétendue action dialytique, nous n'y reviendrons donc pas. Quoi qu'il en soit, l'effet de la purgation se fait sentir au bout de trois à quatre heures après son ingestion ; les selles sont sérobilieuses et se succèdent assez rapidement pendant un temps qui ne dépasse pas huit à dix heures ; elles ne sont accompagnées que de légères coliques, mais le malade a généralement une soif intense, qu'on peut calmer en lui faisant boire du bouillon aux herbes ou du thé léger. On prescrit le sulfate de soude dans les cas où la médication purgative est indiquée, mais plus spécialement dans l'embarras gastrique, les diarrhées bilieuses ou catarrhales, fièvre typhoïde, diarrhée chronique des pays chauds, pour laquelle on le donne à la dose quotidienne de 5 à 10 grammes, en même temps qu'on fait suivre au malade un régime convenable, diète lactée. — On se sert également du sulfate de soude pour entretenir la liberté du ventre dans les maladies de l'encéphale, les maladies de peau ; peut-être dans ces cas se comporte-t-il comme agent de dérivation par la fluxion qu'il produit sur la muqueuse intestinale.

Le sulfate de soude a été préconisé contre l'*ulcère simple de l'estomac*, et Ziemssen a institué dans ce cas un traitement qui consiste à prendre tous les matins 8 à 15 grammes de ce sel ; on le fait dissoudre dans un 1/2 litre d'eau qu'on boit par verres toutes les dix minutes.

Administré à la dose de 2 à 5 grammes dans une assez grande quantité de liquide, le sulfate de soude agit comme diurétique ; pour obtenir des effets purgatifs il faut atteindre la dose de 10 à 15 grammes ; 10 grammes peuvent déjà occasionner des selles liquides ; la quantité d'eau dans laquelle on le fait dissoudre a également son importance : pour Hay, l'effet purgatif est d'autant mieux assuré que la solution est plus concentrée, mais est toujours suivi de constipation pendant quelques jours.

Le sulfate de soude entre dans la composition d'un certain nombre d'eaux minérales, et constitue en presque totalité la masse saline des eaux de Rubinat et de Villacabras.

Comme laxatif on le prescrit à la dose de 10 grammes à prendre le matin dans un demi-verre d'eau ; comme purgatif, à des doses variant de 30 à 60 grammes qu'on fait dissoudre dans 300 à 500 grammes d'eau ; à prendre par verres toutes les dix minutes. On a indiqué plusieurs moyens pour dissimuler la saveur désagréable du sulfate de soude ; on pourra essayer de l'administrer dissous dans du bouillon aux herbes ou dans du café noir.

Le sulfate de soude entre dans un certain nombre de purgations complexes (*médecine noire, tisane royale*). On l'additionne souvent de tartre stibié, ce qui en fait un éméto-cathartique, qu'on pourra formuler ainsi :

Sulfate de soude . . . . 30 grammes
Tartre stibié. 0.05

Faire dissoudre dans deux verres d'eau, à prendre en trois fois à dix minutes d'intervalle.

Le *sel de Guindre* est un éméto-cathartique ; Bouchardat en donne la formule suivante :

SEL DE GUINDRE (CADET)

Sulfate de soude effleuri . . . 25 grammes
Nitrate de potasse . . . . . . 5 décigrammes
Emétique. . . . . 25 milligrammes

Mêlez. En une seule fois, le matin à jeun, dans un véhicule convenable.

Nous pensons que la formule d'éméto-cathartique que nous avons donnée plus haut, dont les doses peuvent être modifiées dans un sens ou dans l'autre, mérite la préférence, *parce que la formule du sel de Guindre varie avec les formulaires* ; si l'on tient néanmoins à prescrire ce dernier sel, il faudra bien spécifier la formule pour laquelle on s'est décidé.

Frerichs a donné la formule suivante d'une potion qu'il prescrit contre l'ictère :

POTION CONTRE L'ICTÈRE (FRERICHS)

Sulfate de soude . . . . 25 grammes
Bicarbonate de soude . . . . . 6 —
Sirop de sucre . . . . 25 —
Eau distillée . . . . 200 —

A prendre par cuillerées à bouche.

Le sulfate de soude s'administre aussi très souvent par la voie rectale ; les lavements contiennent de 15 à 30 grammes de sel ; le lavement purgatif du Codex, par exemple, dont on trouvera la formule à l'histoire du séné.

Le sulfate de soude est encore employé en Allemagne pour le lavage de l'estomac dans les cas d'ulcère où le lavage n'est pas contre-indiqué et accompagnés de constipation opiniâtre ; on fait ce lavage avec une solution de sulfate de soude à 6 grammes par litre.

PHOSPHATE NEUTRE DE SOUDE $(PO^4Na^2H + 12H^2O)$

Le phosphate de soude se prépare en mélangeant deux solutions de phosphate monocalcique (phosphate acide de chaux) et de carbonate de soude ; il se précipite du carbonate de chaux et il se forme du phosphate de soude qui reste en solution ; on filtre, on concentre et l'on fait cristalliser.

C'est un sel incolore, inodore, d'une saveur saline peu prononcée, contenant 62 pour 100 d'eau de cristallisation, qu'il perd facilement à l'air, car il est très efflorescent ; il est très soluble dans l'eau, insoluble dans l'alcool ; bien que neutre par sa composition il verdit le sirop de violettes. Sa saveur faible le rend dans certains cas préférable au sulfate de soude, surtout chez les enfants.

Le phosphate de soude ne doit contenir ni sulfate, ni carbonate de soude ; on s'assurera de sa pureté en additionnant sa solution de quelques gouttes d'acide chlorhydrique ; il ne doit pas y avoir effervescence ; de plus la solution de phosphate de soude fortement acidulée par l'acide nitrique ne doit précipiter ni par une solution de chlorure de baryum, ni par le nitrate d'argent.

A faible dose, de 2 à 15 grammes, le phosphate de soude est absorbé et rentre dans la médication phosphorée ; d'après Liebig il joue un grand rôle dans l'hématose, grâce à sa propriété de se combiner à l'acide carbonique qu'il amène ainsi à la surface pulmonaire ; il possède une action diurétique, et dissout assez bien l'acide urique, pour que son emploi soit justifié dans la diathèse urique. Comme reconstituant, il serait, dans certaines conditions d'excessive acidité de l'organisme, préférable au phosphate de chaux; il faciliterait l'assimilation des graisses. Il s'élimine par le rein; 5 à 6 grammes injectés dans le sang seront éliminés par l'urine au bout de six à sept heures. A haute dose, de 50 à 60 grammes, il agit comme purgatif salin.

EAU PURGATIVE GAZEUSE (BOUCHARDAT)

Phosphate de soude	45 grammes
Eau à 5 volumes d'acide carbo-	
nique.	625　—

A prendre en trois ou quatre fois.

On peut masquer assez bien la saveur du phosphate de soude avec le sirop de groseilles ou le sirop de limons; on pourra prescrire pour un enfant :

Phosphate de soude	20 grammes
Sirop de groseilles.	50　—
Eau	200　—

A prendre en deux fois à vingt minutes d'intervalle.

TARTRATES DE SOUDE

On emploie comme purgatifs deux tartrates de soude : le *tartrate neutre* et le *tartrate de sodium et potassium*, désigné le plus souvent sous le nom de *sel de Seignette*, *sel de la Rochelle*.

Le *tartrate neutre de soude* ($C^4H^4Na^2O^6 + 2H^2O$) s'obtient en saturant à l'ébullition une solution d'acide tartrique par du carbonate de soude; on concentre et on fait cristalliser. C'est un sel cristallisé en prismes, de saveur faible, inaltérable à l'air, très soluble dans l'eau; à la dose de 50 grammes, c'est, pour Delioux, un excellent purgatif.

On le prescrira dissous dans un grand verre d'eau,
qu'on aromatisera avec du citron ou qu'on pourra édulcorer à l'aide de sirop de groseilles ou de limons.

On peut aussi l'obtenir extemporanément et préparer
une limonade au tartrate de soude.

LIMONADE AU TARTRATE DE SOUDE

Acide tartrique.	20	grammes
Bicarbonate de soude	22	—
Sirop de limons	60	—

Eau quantité suffisante pour une demi-bouteille de limonade qu'on pourra rendre gazeuse.

A prendre le matin à jeun, par verres à un quart d'heure
d'intervalle.

Beaucoup de limonades purgatives que l'on trouve dans
le commerce ont pour base le tartrate de soude et non pas
le citrate de magnésie.

Le tartrate double de potassium et de sodium ($C^4H^4KNaO^6 +$
$4H^2O$) a été découvert en 1772 par Seignette, pharmacien
à la Rochelle. On le prépare en saturant le bitartrate de
potassium (crème de tartre) par du carbonate de sodium.
Il cristallise en prismes rhomboïdaux droits, solubles
dans moins de trois parties d'eau froide, insolubles dans
l'alcool, légèrement efflorescents et d'une saveur très peu
prononcée.

Il est bon de faire l'essai du sel de Seignette avant de
l'employer; il peut contenir accidentellement du cuivre,
ou avoir été additionné de différents sels de soude; on
s'assurera donc que sa solution ne bleuit pas par l'ammoniaque et, fortement acidulée par l'acide nitrique, ne précipite ni par l'acétate de plomb, ni par l'azotate d'argent.

A la dose de 2 à 4 grammes il agit comme diurétique;
donné à doses plus élevées, de 20 à 60 grammes, c'est un
bon purgatif. Convenant aux hommes, aux enfants, aux
personnes faibles, on l'utilisera surtout pour évacuer les

matières intestinales et modifier la muqueuse digestive chez les typhiques et dans les états typhoïdes avec météorisme abdominal. On peut aussi le donner comme laxatif, à prendre à doses moyennes pendant plusieurs jours. On a conseillé le bouillon comme un véhicule parfait pour l'administrer.

Le Codex fait rentrer le sel de Seignette dans une préparation officinale, qu'il nomme *poudre gazogène laxative* et qu'il emprunte à la pharmacopée anglaise.

POUDRE GAZOGÈNE LAXATIVE

Sedlitz Powder (British Pharmacopœia)

Bicarbonate de soude pulvérisé . .	2 grammes
Sel de Seignette.	6 —

Mêlez (pour une dose ; dans un paquet bleu).

Acide tartrique pulvérisé.	2 grammes

(Pour une dose ; dans un paquet blanc).

Faire dissoudre le paquet bleu dans un verre d'eau rempli jusqu'aux deux tiers de sa capacité ; ajouter le paquet blanc, agiter et boire aussitôt.

CITRATE ET ACÉTATE DE SOUDE

Le *citrate de soude* a été essayé par Delioux ; à la dose de 30 à 50 grammes, il donne de bons résultats comme purgatif. Il est très peu employé et ne présente aucun avantage.

L'*acétate de soude* a pu être préconisé, comme étant d'un prix inférieur et d'une saveur assez faible ; diurétique à doses faibles, il devient également purgatif à doses élevées. Son emploi est à peu près nul.

Dans l'emploi des sels précédents, acétate, citrates, tartrates, il est un point qui devra toujours guider, soit pour les rejeter, soit au contraire pour les prescrire : c'est la manière dont ils sont brûlés par l'organisme. Ces sels en effet sont transformés en carbonates et s'éliminent comme tels par l'urine qu'ils rendent alcaline ; il faudra donc proscrire leur emploi chez les malades disposés aux gravelles phosphatique et oxalique, tandis que l'on en obtiendra de bons résultats chez les gens dont les urines sont rares, et chargées d'acide urique.

SULFOVINATE DE SOUDE

Ce sel a été préconisé par Rabuteau ; il a pour formule chimique $(SO^4NaC^2H^5 + H^2O)$; on le prépare en saturant par du carbonate de soude l'acide sulfovinique ou éthylsulfurique dissous dans l'alcool ; il se forme du sulfovinate de soude qui reste dissous et une certaine quantité de sulfate de soude qui se dépose ; on filtre, on distille l'alcool et on fait cristalliser ; il est utile, pendant l'évaporation, de maintenir la liqueur à l'état de neutralité ; on ralentit ainsi l'altération qu'éprouve le sulfovinate de soude sous l'influence de l'eau et de la chaleur.

C'est un sel cristallisé en tables hexagonales solubles dans leur poids d'eau froide, dans l'alcool et dans la glycérine, de saveur fraîche avec un arrière-goût sucré, se décomposant vers 120 degrés en dégageant des vapeurs d'alcool.

Ce sel est susceptible de se décomposer spontanément à la température ordinaire, sous l'influence de l'eau ; l'acide sulfovinique se transforme en partie en acide sulfurique, qui décompose une partie correspondante du sulfovinate de soude encore inaltéré, et l'acide sulfovinique, ainsi mis en liberté, s'hydrate à son tour, donne de nouvel acide sulfurique, de sorte que la réaction une fois commencée s'accélère d'elle-même jusqu'à ce que la décomposition du sel soit complète ; ces phénomènes se produisent dans les solutions aqueuses de sulfovinate de soude et même dans les cristaux sous l'influence de leur eau de cristallisation ; il suffit qu'une petite quantité de celle-ci, séparée par efflorescence, attaque les cristaux voisins et amorce la réaction.

Il y a donc lieu de renoncer à l'emploi d'un corps de conservation aussi incertaine, et ne présentant, comme compensation, aucun avantage réellement marqué. De plus le sel du commerce peut être barytique, ce qui le rendra toxique. On lui fera donc subir les essais suivants ; il doit se dissoudre intégralement dans l'alcool et dans l'eau ; sa solution ne doit précipiter ni par le chlorure de baryum, ni par le sulfate de soude ; il ne doit pas charbonner lorsqu'on le calcine un peu fortement.

Pour Rabuteau ce serait un purgatif excellent, « le type des purgatifs dialytiques connus », d'un effet certain aux doses de 15 à 25 grammes dans deux ou trois verres d'eau simple ou mieux d'eau de Seltz ; rapides effets et sûrs, pas de coliques ni de constipation consécutive, pouvant s'administrer aux femmes enceintes sans qu'on ait à redouter de contractions utérines, tels seraient ses avantages suivant l'auteur, qui reconnaît d'ailleurs les altérations qu'il peut subir.

Le *sulfométhylate de soude*, étudié également par Rabuteau, présente les mêmes avantages et les mêmes inconvénients ; il n'en serait pas de même du *sulfophénate de soude* qui aurait toutes les qualités des précédents et qui est indécomposable ; pour Rabuteau il mériterait d'être employé comme éliminateur dans les cas d'intoxication saturnine chronique ; on n'aurait pas à craindre avec lui la formation de sulfate de plomb insoluble ; nous le répétons, le nombre des sels de soude purgatifs est suffisant pour n'avoir pas besoin de recourir à des composés d'effet douteux.

HYPOSULFATE DE SOUDE

Étudié par le même pharmacologiste ; sans contester l'intérêt que pouvait présenter une étude méthodique des composés sodiques au point de vue de leur action purgative, il est certain que les résultats obtenus ne sont pas brillants. Il n'y aurait qu'à redire pour l'hyposulfate ce qui a été dit pour les sulfoéthylates.

CHLORURE DE SODIUM

Quelle que soit l'importance physiologique du chlorure de sodium, au point de vue purgatif il ne mérite pas de nous attirer bien longtemps : en effet, il ne peut produire la purgation qu'à la dose de 40 à 50 grammes et sa saveur rend alors son ingestion bien difficile; d'autre part son action évacuante est encore diminuée par la rapidité de son absorption. On a conseillé comme purgatifs les eaux chlorurées sodiques et l'eau de mer; Rayer attribuait même à cette dernière, outre un effet purgatif, une action curative du cancer; les effets laxatifs de l'eau de mer ne sauraient être contestés, mais il ne faut pas oublier la présence dans cette eau d'un certain nombre d'autres sels, entre autres du chlorure de magnésium. D'autre part les eaux purgatives contenant du chlorure de sodium peuvent acquérir, du fait de la présence de celui-ci, des propriétés eupeptiques favorables à la nutrition générale et à la rénovation moléculaire.

Le chlorure de sodium se prend quelquefois en lavements, qu'on peut formuler ainsi :

Sel marin. . . . . 50 grammes
Eau 500   —

On se contente parfois de prescrire une poignée de sel dans un demi-litre d'eau.

Tous les sels sodiques que l'on vient de décrire sont diurétiques à doses faibles, purgatifs à doses élevées; ils sont tout à fait inoffensifs, ce qu'on ne saurait dire des sels potassiques, qui ont une action paralysante marquée sur la fibre musculaire et dont certains sont toxiques à doses relativement peu élevées. Rabuteau attribuait leur action à un phénomène osmotique, mais nous avons vu que, si osmose il y a, celle-ci n'a qu'une petite part dans la purgation ; il n'y a pas seulement transsudation, mais encore une véritable sécrétion de mucus, excitation sécrétoire réflexe ayant pour cause l'impression produite par le sel sur la muqueuse intestinale ; les doses faibles, absorbées rapidement, produisent un effet diurétique qui peut être accompagné de constipation, parce que généralement deux hypersécrétions ne peuvent coexister, et qu'il ne peut y avoir afflux simultané de liquides sur le rein et sur la muqueuse de l'intestin. Quand ils sont absorbés, ils s'éliminent par l'urine, et ne paraissent avoir aucune action irritante sur le rein ; néanmoins peut-être serait-il prudent de ne pas les administrer comme diurétiques ou purgatifs dans les néphrites ; il sera bon alors d'avoir recours comme diurétiques à la digitale ou au lait, et comme purgatifs au jalap ou à la scammonée.

Delioux conseille de faire prendre un lavement évacuatif deux ou trois heures après l'ingestion du sel ; en effet, d'après lui, il peut arriver que les évacuations, au lieu de se faire au bout de deux ou trois heures, comme cela se passe d'ordinaire, ne se produisent pas, par suite d'une inertie momentanée de l'intestin : le sel est alors absorbé et il n'y a pas purgation ; mais si à ce moment on administre un lavement d'eau salée, ou de tout autre liquide, la contractilité intestinale est réveillée et l'effet purgatif est certain.

Outre l'action purgative en elle-même, les sels de soude, comme ceux de magnésie, trouvent une heureuse application contre les diarrhées par catarrhe intestinal, surtout lorsque celui-ci siège vers la fin de l'iléon et le commencement du gros intestin ; ils constituent alors une *méthode substitutive* capable de remplacer une inflammation de mauvaise nature par une autre plus facile à guérir ; on les donnera donc à la dose de 50 à 50 grammes dans les cas de diarrhée catarrhale aiguë ; celle-ci augmentera d'abord, mais changera de nature et s'arrêtera d'elle-même au bout de quelques heures. Si la diarrhée durait depuis plusieurs jours, on agirait, comme l'indique Trousseau, en donnant 25 grammes de sulfate de soude le premier jour, et 10 grammes les jours suivants, jusqu'à cessation de la diarrhée, qui diminue progressivement.

On pourra les employer également dans les diarrhées cholériques et dysentériques.

Les composés salins, sous forme d'émétocathartiques, réussissent de même dans les diarrhées accompagnées de troubles digestifs et de flux biliaires.

Le sulfate de soude peut servir aussi à entretenir la liberté du ventre dans la fièvre typhoïde ; il agit localement comme modificateur et substitutif, facilite l'évacuation continuelle des sucs intestinaux et devient ainsi un agent de déplétion et un antiphlogistique : de plus les sucs biliaires, pancréatiques, muqueux, ne faisant dans l'intestin qu'un court séjour, n'ont pas le temps de s'y altérer et, partant, de l'irriter.

Toute autre considération mise à part, les sels de soude doivent être substitués aux sels de magnésie toutes les fois qu'on désire obtenir un effet cholagogue ; en effet, comme on le verra, le sulfate de soude occupe dans l'échelle des cholagogues un rang bien plus élevé que le sulfate de magnésie.

III. — SELS DE POTASSE.

TARTRATES DE POTASSE

Il y a deux tartrates de potasse, l'un neutre et l'autre acide, qui n'ont tous deux qu'un emploi très restreint comme purgatifs et dont la description sera rapide.

TARTRATE NEUTRE DE POTASSE $[C^4H^4K^2O^6]$

On l'obtient en saturant à l'ébullition le tartrate acide par du carbonate de potasse. Il cristallise difficilement en prismes rhomboïdaux obliques, solubles dans quatre fois leur poids d'eau froide et en toutes proportions dans l'eau bouillante. La saveur en est amère et désagréable. Il ne doit pas faire effervescence avec les acides, et, après traitement par l'acide azotique puis filtration, il ne doit précipiter ni par le chlorure de baryum, ni par le nitrate d'argent.

La solution de tartrate potassique ne doit pas précipiter par l'hydrogène sulfuré, ce qui accuserait la présence du plomb ou du cuivre.

Sa saveur désagréable rend son usage très restreint ; on l'a employé contre l'hypocondrie ; à faibles doses il est diurétique ; à dose plus élevée, au-dessus de 15 grammes, il devient purgatif et passe pour exciter la sécrétion biliaire. On lui préférera la *crème de tartre soluble* et le *sel de Seignette*.

TARTRATE ACIDE DE POTASSE $[C^4KHO^6]$

Le *tartrate acide de potasse* ou *crème de tartre*, existe dans le vin ; on l'obtient industriellement en recueillant les cristaux qui se déposent spontanément des vins récemment préparés et qui sont alors colorés en jaune ou en rouge ; on les purifie en les décolorant au moyen du charbon ou de l'argile et on les fait recristalliser à plusieurs reprises.

La crème de tartre se présente en prismes rhomboïdaux droits, durs, acides, solubles dans deux cent-cinquante parties d'eau froide, très solubles dans l'eau bouillante. Son insolubilité relative la rend peu applicable ; à la dose de 5 à 6 grammes elle manifeste déjà des propriétés purgatives qui ne se produiraient, d'après Bucheim, qu'autant qu'elle s'est transformée en carbonate. Elle passe dans le sang à l'état de carbonate de potasse et produit la diurèse; elle est, de plus, légèrement antipyrétique. On prescrit quelquefois une limonade avec 25 grammes de crème de tartre et 7 grammes de borate de soude; on sucre et on aromatise avec du citron; il est bien plus simple d'employer la crème de tartre soluble, quand on l'a sous la main. Les Allemands font usage d'une *poudre tempérante* ainsi composée :

Crème de tartre	5 parties
Nitrate de potasse	1 —
Sucre blanc	6 —

Une ou deux cuillerées à café dans de l'eau.

CURE DE RAISIN

Les tartrates de potasse ne sont guère employés en nature comme purgatifs, mais il convient de signaler à leur propos la *cure de raisin*, qui est en effet une cure par la *crème de tartre* et les *matières sucrées*. Il existe un certain nombre de stations, dont les principales sont : Dürckheim (Allemagne), Kreuznach, Vevey, Aigle (Suisse), Celle-les-Bains (Ardèche). Les raisins les plus employés sont le chasselas et le pineau petit-gris, comme raisins blancs, le petit-noir et le morillon, comme raisins noirs.

La cure se fait de la façon suivante : Le malade se rend à la treille avant son repas, et là mange du raisin jusqu'à ce que survienne la satiété. Les fonctions digestives sont stimulées; l'appétit augmente et les selles deviennent plus fréquentes. Les conditions hygiéniques, le grand air, l'exercice ont certainement leur part dans ces heureux résultats.

La cure de raisin convient particulièrement aux affections chroniques gastro-intestinales, accompagnées ou non de constipation; on la conseillera également aux pléthoriques, aux hypocondriaques, aux goutteux et aux névropathes.

CRÈME DE TARTRE SOLUBLE. TARTRATE BORICOPOTASSIQUE
$$[C^4H^4K(BoO)O^6]$$

Le Codex prescrit de préparer ce composé en chauffant, dans une bassine d'argent, de la crème de tartre pulvérisée, de l'acide borique et de l'eau.

Ainsi préparé, le tartrate boricopotassique peut perdre en partie sa solubilité, aussi Régnault préfère-t-il le procédé suivant, dû à La Calle :

Bicarbonate de potassium . . .	100	grammes
Acide tartrique	100	—
Acide borique	50	—
Eau	600	—

On fait dissoudre à chaud le bicarbonate, on y ajoute peu à peu 75 grammes d'acide tartrique et, quand celui-ci est dissous, l'acide borique qui se dissout également ; on met alors dans la liqueur le reste de l'acide tartrique, puis on termine comme dans le procédé du Codex.

Le tartrate boricopotassique se présente en plaques plus ou moins épaisses, très solubles dans l'eau et douées d'une saveur très acide qui restreint un peu son emploi : on l'a considéré comme diurétique, ce qui est douteux, et comme lithontriptique ; on l'administre comme purgatif, à des doses comprises entre 20 et 30 grammes. On a donné la formule d'une limonade à la crème de tartre :

LIMONADE TARTROBORATÉE

Tartrate boricopotassique . . .	20	grammes
Eau bouillante	900	—
Sirop de sucre	100	—

A prendre par verres.

Le tartrate boricopotassique constitue un purgatif doux,

mais son acidité le rend désagréable à prendre. Il sert à préparer des tisanes laxatives et rentrait dans la *poudre cornachine* ou *de Tribus* (*scammonée, crème de tartre, antimoine diaphorétique*) qui devenait émétique avec le temps, probablement par suite de formation d'émétique, et que le Codex a supprimée à bon droit.

SULFATE DE POTASSE

Le sulfate de potasse ou *sel duobus* a été fort employé jadis comme purgatif; il était de tradition de le prescrire aux femmes accouchées, pour faire passer leur lait; il est dangereux à hautes doses, et un certain nombre d'accidents ont fait rejeter son usage. Du reste, les sels de potasse sont généralement moins employés aujourd'hui que leur action, comme poison musculaire, est bien établie; presque seule, la crème de tartre soluble est encore en faveur dans certains pays. Les sels de soude et de magnésie offrent assez de ressources au point de vue purgatif, pour qu'on ne soit pas obligé d'avoir recours aux sels de potasse.

CHAPITRE VII

PURGATIFS AUGMENTANT LA SÉCRÉTION INTESTINALE AVEC EXCITATION MODÉRÉE DES MOUVEMENTS PÉRISTALTIQUES : RHAMNÉES (NERPRUN, BOURDAINE, CASCARA SAGRADA), SAMBUCINÉES, RHUBARBE, SÉNÉ, ALOÈS.

Ces purgatifs servent de transition entre les purgatifs doux ou salins et les *drastiques* proprement dits, qui augmentent la sécrétion intestinale et provoquent une exagération des mouvements péristaltiques. Leur administration généralement facile, jointe souvent à l'absence de coliques, en fait des agents précieux.

PURGATIFS DE LA FAMILLE DES RHAMNÉES

I. — NERPRUN

Les baies de nerprun sont les fruits du *Rhamnus catharticus*, plante sauvage qu'on trouve dans toute l'Europe et dans l'Asie moyenne; elles sont généralement utilisées à l'état frais pour les préparations pharmaceutiques: elles contiennent des matières colorantes et un principe purgatif sur la nature duquel on n'est pas fixé, *cathartine, rhamno cathartine* pour les uns, *franguline* pour les autres. A côté du *Rhamnus catharticus* se trouvent un certain nombre d'espèces, dont les fruits sont surtout employés en teinturerie : telles sont les *graines d'Avignon* et les *graines de Perse*.

On trouve dans les différentes variétés de baies de nerprun une matière colorante, jaune citron, cristallisée en fines aiguilles et qui a reçu le nom de *rhamnégine*; c'est un glucoside soluble dans l'eau et l'alcool, peu soluble dans l'éther ; l'acide sulfurique étendu et bouillant le dédouble en *rhamnétine* et en un sucre isomère de la mannite, réduisant énergiquement la liqueur de Fehling, mais ne fermentant pas au contact de la levure de bière.

La *rhamnétine* serait, d'après Lefort, un produit isomère de la rhamnégine, se formant sous l'influence de l'acide sulfurique avant le dédoublement ; pour Schützenberger, la rhamnine serait non pas un isomère de la rhamnégine, mais un premier terme du dédoublement de celle-ci.

Le *vert de vessie* est une matière colorante obtenue en mêlant à 30 parties de suc de nerprun 8 parties d'eau de chaux et 1 partie de gomme arabique, et laissant épaissir la solution dans des vessies où la concentration s'achève.

Ainsi qu'on l'a dit plus haut, le principe purgatif du nerprun n'est pas déterminé, mais on a trouvé dans d'autres rhamnées de la *franguline*, glucoside dédoublable en glucose et *acide frangulique*, isomère de l'alizarine, ainsi que de la *cathartine* ; il y a donc tout lieu de supposer que c'est à ces composés plus ou moins modifiés que le nerprun doit ses propriétés qui sont assez énergiques pour que 10 à 15 baies soient fortement purgatives et même émétiques.

Le Codex indique les formules d'un suc et d'un sirop ; quant à l'extrait ou rob obtenu par évaporation du suc, il n'est presque jamais employé.

SUC DE NERPRUN

Le suc de nerprun n'a pas d'autre usage pharmaceutique que la préparation du sirop.

SIROP DE NERPRUN

                Suc de nerprun . . . .   1000 grammes
                Sucre blanc   1000   —

Faites cuire jusqu'à ce que le sirop bouillant marque 1,27 au densimètre. Passez au blanchet.

Ce sirop doit être d'une couleur pourpre très foncée : la teinte est encore sensible quand le sirop est mélangé à 200 parties d'eau : une partie de sirop étendue de 6000 parties d'eau peut encore prendre une teinte verdâtre, sous l'influence d'une goutte d'ammoniaque.

Le sirop de nerprun est purgatif à la dose de 30 à 60 grammes, mais on le donne rarement seul ; il se prescrit le plus souvent associé à l'eau-de-vie allemande.

MIXTURE PURGATIVE

                Eau-de-vie allemande . . .   20 à 30 grammes
                Sirop de nerprun . . . . .   20 à 30   —

A prendre en une fois, pure ou dans une tasse de thé. On peut également le faire entrer en potion.

POTION PURGATIVE

                Feuilles de séné . . . .   10 grammes
                Sulfate de soude   15   —
                Eau bouillante 125   —
                Sirop de nerprun   30   —

A prendre en une ou deux fois.

II. — BOURDAINE OU BOURGÈNE

La bourdaine est une Rhamnée, le *Rhamnus frangula*, dont on emploie l'écorce sèche ; c'est un excellent purgatif, méconnu en France, mais fort usité en Allemagne et en Belgique. Cauvet l'avait signalé à Soulier qui en a obtenu de bons effets.

On a constaté dans la bourdaine la présence de deux glucosides auxquels on attribue ses propriétés purgatives : la *franguline* et la *cathartine* : la cathartine existe dans le séné et la rhubarbe ; la franguline donne par dédoublement l'acide frangulique, isomère de l'alizarine ; ce qui fait rentrer les Rhamnées dans les purgatifs du *groupe anthracénique*.

La bourdaine produit au bout de quelques heures des selles abondantes et ne cause pas de coliques ; elle est officinale en Allemagne où elle se prend sous la forme d'un décocté préparé avec 25 à 30 grammes d'écorce sèche pour 1 litre.

En Belgique la formule suivante est adoptée :

Écorce sèche de bourdaine. . .   45 grammes
Zeste d'orange.   8   —
Eau   2000   —

Faites bouillir pour réduire à 1 litre.

A prendre 60 grammes du décocté le soir en se couchant.

On peut également utiliser la poudre de bourdaine, qu'on donne en cachets à la dose de 1 gramme à 1 gr. 50 ; l'effet se produit au bout de huit à dix heures.

III. — CASCARA SAGRADA

L'écorce de *cascara sagrada* ou *écorce sacrée* est fournie par le *Rhamnus Purshiana*, arbuste qui naît en Amérique, sur les côtes du Pacifique. Prescott, de l'Université de Michigan, y a trouvé du *tannin*, des *acides oxalique* et *malique*, de l'*amidon*, une *huile fixe*, une *huile volatile*, et quatre corps *résineux* plus ou moins solubles dans l'alcool, l'éther, le chloroforme; Limouzin y a signalé la présence de l'*acide chrysophanique* ou de ses dérivés; Meier et Le Roy Weber admettent dans cette écorce la présence d'une *zymase* ou *diastase* qui existerait aussi dans l'écorce de bourdaine; Leprince vient d'en extraire un corps cristallisé qu'il appelle *cascarine*.

Le caractère principal de l'écorce de cascara sagrada est de présenter une face interne lisse, douce et polie; la surface prend, après avoir été grattée, une couleur rouge sous l'influence de l'ammoniaque; cette réaction est due à l'acide chrysophanique.

La cascara sagrada a donné de bons résultats comme laxatif, et comme telle elle mérite d'être employée dans la constipation; à doses plus fortes, elle peut produire des effets purgatifs, mais occasionner aussi des coliques. On la prescrit contre la dyspepsie opiniâtre et la constipation bilieuse, surtout quand les autres cathartiques ne sont pas supportés. Elle a sa place marquée entre la rhubarbe et le podophyllin. On la dit également tænifuge.

Le mode le plus simple de l'administrer consiste à la faire prendre en cachets contenant 25 centigrammes de poudre; on donnera 1 cachet comme laxatif, 3 à 4 comme purgatif. Si 1 cachet ne suffit pas comme laxatif, on en donnera 2 : 1 le matin et 1 autre le soir.

En Amérique on emploie surtout l'*extrait fluide*, qui, comme on sait, correspond à son poids d'écorce; on en donne de 10 à 60 gouttes dans du vin de Lunel, mais le goût nauséeux de la cascara sagrada fait que sous cette forme elle est difficilement supportée par les malades.

On peut également administrer la cascara sagrada sous forme de vin :

VIN DE CASCARA SAGRADA

Écorce concassée de cascara. . . .   50 grammes
Vin de Lunel. . . . .   1 litre

Laisser macérer 10 jours et filtrer. Une cuillerée à soupe correspond à environ 0 gr. 75 d'écorce. Le vin de Lunel paraît être celui qui masque le mieux le goût de la cascara sagrada.

Mentionnons encore parmi les Rhamnées, malgré leur emploi rare, les *Rhamnus alaternus* et *coriaceus*.

Le *Rhamnus alaternus* a été employé pour supprimer ou diminuer la sécrétion lactée. On le prescrit en infusion de 2 à 5 grammes pour 150 grammes d'eau.

Le *Rhamnus coriaceus* est un tonique et laxatif léger : à hautes doses il devient cathartique, mais sans action violente ; on emploie l'extrait fluide à la dose de 1 à 7 grammes.

PURGATIFS FOURNIS PAR LA FAMILLE DES SAMBUCINÉES

Quelques mots suffiront à résumer l'histoire des propriétés purgatives du *sureau noir* (*Sambucus nigra*) et de l'*yèble* (*Sambucus ebulus*).

Le Codex a maintenu les sucs d'yèble et de sureau, qu'on prépare avec les fruits, par le même procédé que le suc de nerprun ; ces sucs évaporés donnent des extraits ou *robs* qu'on peut employer aux doses de 2 à 10 grammes.

On considérait autrefois comme un drastique hydragogue assez précieux la *seconde écorce de sureau* dont on retirait le suc.

Ce suc est brun rougeâtre, d'une odeur fade un peu nauséeuse, d'une saveur douce. On le donne à la dose de 50 à 150 grammes.

Ce médicament aurait rendu des services dans les hydropisies ; nous pensons que l'usage des Sambucinées comme purgatifs est tombé dans un juste oubli.

RHUBARBE

La rhubarbe, qui est employée sous un certain nombre de formes simples ou composées, est constituée par la tige aérienne d'une polygonée, le *Rheum officinale*, qui fournit au commerce les rhubarbes de Chine et de Moscovie, et qui est originaire du Thibet. Le genre *Rheum* est caractérisé par ses tiges épaisses, courtes, souvent souterraines, ses feuilles alternes à pétioles munis d'ocréa, ses fleurs généralement hermaphrodites, à réceptacle légèrement convexe; les sépales au nombre de 6 sont rangés en deux verticilles; les étamines au nombre de 9 : 3 opposées aux sépales intérieurs, les 6 autres opposées deux à deux aux 3 sépales extérieurs; les anthères sont biloculaires à déhiscence longitudinale introrse; le fruit est un akène triangulaire; les graines sont albuminées. En particulier le *Rheum officinale* atteint presque la hauteur de 2 mètres, et ses inflorescences prennent un développement considérable; les feuilles ont un limbe d'un vert tendre en forme d'éventail ouvert, présentant la plus grande analogie avec celui des feuilles de ricin. La plante parvenue à son entier développement n'a que peu de racines vivantes; celles-ci se détruisent graduellement et le pied se nourrit surtout grâce à de petites racines adventives; il se développe dans l'air une tige et des rameaux cylindroconiques, hauts de 20 à 30 centimètres, de la grosseur du bras ou même de la jambe, et qui serviront comme médicaments après avoir été mondés, divisés et séchés; aux bourgeons, qui se développent à l'aisselle des feuilles aériennes, répondent des cylindres ayant la structure d'une tige ou d'une racine qui vont se relier au bois en traversant obliquement l'écorce; telle est l'origine des taches étoilées qu'on observe sur une coupe plus ou moins oblique de tous ces axes contenus dans la tige. On cultive également, dans certaines parties de la Chine, une espèce de rhubarbe appelée *Rheum Tanghuticum*.

La rhubarbe de Chine, que l'on trouve surtout dans le commerce, se présente sous la forme de morceaux cylindriques ou ovoïdes, plans convexes, marbrés sur la face plane, portant un fin réseau blanc sur la face convexe. Une coupe transversale montre des rayons jaune clair dirigés du centre à la circonférence, mais en décrivant des lignes très flexueuses semblant souvent anastomosées; au point de ces prétendues anastomoses, surtout dans la zone cambiale, se trouvent les étoiles dont nous avons parlé plus haut, très irrégulières et dont le côté extérieur est garni d'un plus grand nombre de rayons que le côté intérieur. L'odeur est forte, particulière; la poudre jaune-orangé clair colore la salive en jaune-orangé.

On trouvait autrefois dans le commerce une rhubarbe dite de *Moscovie*, venant de la Sibérie par la voie de Moscou, mais elle est aujourd'hui devenue très rare. Il n'en est pas de même du *rhapontic (Rheum rhaponticum)*, cultivé en Europe et appelé *rhubarbe indigène*, dont il faut avec soin éviter le mélange à la rhubarbe de Chine. Le rhapontic se présente en morceaux cylindriques allongés ou plats; la surface externe ne présente presque jamais le fin réseau de lignes blanches qu'on remarque toujours sur la rhubarbe de Chine; au lieu de losanges on observe des lignes soit parallèles et dirigées dans le sens longitudinal, soit irrégulières et formant des points jaunes disséminés au hasard. Un autre caractère différentiel très important est tiré de la structure intérieure : la coupe transversale présente un aspect rayonné caractéristique formé de lignes alternativement rouges et blanches *se dirigeant du centre à la circonférence* : on a vu que dans la rhubarbe de Chine ces rayons étaient *sinueux*; les lignes blanches sont formées d'un parenchyme lâche contenant de l'amidon et des *cristaux d'oxalate de chaux*; les lignes rouges sont formées de cellules remplies de matière colorante.

Les morceaux plats de rhapontic sont également convexes d'un côté et concaves de l'autre, mais le centre est creusé et l'on ne trouve pas les deux dépressions latérales et parallèles que porte simplement la face plus concave de la rhubarbe de Chine. Leur odeur est faible, leur poudre est rougeâtre.

Un grand nombre d'analyses ont été tentées pour déterminer la composition chimique de la rhubarbe; mais celle-ci est encore loin d'être connue avec certitude, vu la difficulté et la complexité du sujet. Outre la *cellulose*, des *matières pectiques, amylacées* et *tanniques*, un *principe odorant volatil*, une grande quantité d'*oxalate* et de *malate de chaux*, cette plante contient un certain nombre de principes particuliers : acides *chrysophanique, rheumique, rhéotannique*, de l'*émodine*, de la *phéorétine*, de l'*érythrorétine*, de l'*aporétine*.

L'acide chrysophanique existe également dans le séné et le lichen des murailles; c'est un isomère de la méthylalizarine $C^{14}H^6(CH^3)O^2(OH)^2$, différant par CH^2 de l'*acide frangulique* que l'on trouve dans la bourdaine. Cet acide chrysophanique peut être retiré de la poudre de Goa qu'on épuise par la benzine bouillante; on obtient ainsi la *chrysarobine* $C^{30}H^{26}O^7$, qu'on purifie en la faisant cristalliser plusieurs fois dans l'acide acétique; celle-ci en solution alcaline est oxydée par un courant d'air; on peut aussi retirer l'acide chrysophanique de la rhubarbe épuisée par l'alcool qu'on traite par déplacement au moyen de la benzine; celle-ci est concentrée et abandonne des cristaux d'acide chrysophanique contenant de l'*émodine*, qu'on enlève par ébullition avec du carbonate de sodium et cristallisation dans l'alcool à 98°. L'acide chrysophanique cristallise en prismes clinorhombiques, d'un jaune d'or, fusibles à 162°, à peu près insipides, insolubles dans l'eau, peu solubles dans l'alcool, solubles dans la benzine, le chloroforme, l'acide acétique; les alcalis lui donnent une coloration rouge. Ainsi que la chrysarobine, on l'emploie couramment dans le traitement de l'herpès circiné, du psoriasis et de certaines affections cutanées graves.

L'acide chrysophanique est doué de propriétés purgatives énergiques, et les composés plus ou moins complexes qu'on a désignés sous les noms de *rhubarbarine*, acide *rhubarbarique*, *rhéine*, acide *rhéique*, acide *rhumicique*, etc., n'étaient vraisemblablement que de l'acide chrysophanique impur.

L'*émodine* a pour formule chimique $C^{14}H^5(CH^3)O^2(OH)^2$; c'est une *trioxyméthylanthraquinone*.

La *phéorétine* et l'*érythrorétine* sont des matières résinoïdes jaunes dont la pureté est problématique et dont la composition n'est pas connue ; la première de ces substances existerait, d'après Kubly, dans l'extrait aqueux de rhubarbe, d'où on pourrait l'extraire en dissolvant celui-ci dans l'eau, précipitant par l'acétate de plomb et décomposant par l'hydrogène sulfuré le précipité plombique. Kubly ne parle pas de l'érythrorétine, mais signale une substance amère soluble dans l'eau et l'alcool à laquelle il donne le nom de *chrysophane* et qui pourrait se dédoubler, au moyen des acides étendus à l'ébullition, en glucose et acide chrysophanique. La rhubarbe renferme encore un tannin (*acide rhéotannique*) auquel on attribue ses propriétés astringentes lorsqu'elle est administrée à faible dose.

La rhubarbe jouit de propriétés purgatives, sans exercer d'action irritante sur le tube digestif lorsqu'on l'administre à la dose de 1 à 4 grammes ; à doses plus faibles, 50 à 50 centigrammes, elle est encore laxative, mais elle agit comme tonique, stomachique ; on la prend généralement au moment des repas. Sous son influence l'urine acquiert une couleur plus ou moins jaune, que Schlossberger attribue aux matières résinoïdes qu'elle contient, phéorétine et érythrorétine, mais qui semble plutôt due à l'élimination de l'acide chrysophanique ou d'un de ses dérivés, si l'on s'en rapporte à la coloration rouge qu'y produisent les alcalis.

Quoique douée d'une saveur amère et désagréable, la rhubarbe n'est nullement nauséeuse ; on employait autrefois la rhubarbe torréfiée : dans ce cas elle perd ses propriétés purgatives et deviendrait plus tonique.

La rhubarbe ne doit être employée qu'autant qu'elle n'a subi aucune altération ; outre qu'elle possède les caractères que nous avons donnés, on s'assurera qu'elle a été bien desséchée et que son aspect jaune extérieur n'est pas dû à de la poudre de rhubarbe ou quelque autre poudre jaune dans laquelle on l'aurait roulée ; on recherchera également si elle n'a pas été piquée par des larves d'insectes et soumise à une manipulation destinée à boucher les trous dont elle serait alors parsemée ; pour cela on la frottera vigoureusement sur un drap, qui enlèvera toute la poudre et laissera voir les piqûres.

La rhubarbe peut être prescrite en nature, seule ou mélangée à d'autres substances médicamenteuses, ou bien servir de base à des préparations pharmaceutiques de composition plus ou moins complexe.

POUDRE DE RHUBARBE

Elle est caractérisée par sa belle couleur jaune, son odeur, et la propriété qu'elle possède de rougir sous l'influence des alcalis. Il est indispensable de procéder à son essai, la forme de poudre favorisant généralement les falsifications. On dosera les cendres, qui varient de 20 à 25 pour 100 dans la rhubarbe exotique, tandis que les rhubarbes indigènes n'en donnent que de 8 à 11 pour 100 ; il sera bon également de s'assurer de la nature de ces cendres. Pour reconnaître la présence de poudre de rhapontic, Rillot conseille de triturer 2 grammes de la poudre à essayer avec 2 grammes de magnésie calcinée et 20 gouttes d'essence d'anis ; la rhubarbe de Chine change à peine de couleur, tandis que le rhapontic passe au rouge saumoné intense.

On peut également faire une teinture alcoolique avec la poudre et verser dans 8 grammes de cette teinture 4 grammes d'acide azotique étendu de son volume d'eau ; il ne doit se former de précipité qu'au bout de trois ou quatre heures.

Enfin l'action de l'acide azotique pourra donner d'utiles renseignements ; cet acide fournit avec les rhubarbes une matière colorante appelée *érythrose*, *jaune* pour les rhubarbes indigènes, *orangée* pour les rhubarbes exotiques ; cette érythrose forme avec les alcalis des érythrosates rouges ou amaranthes d'une grande puissance colorante ; on pourra donc avoir recours à un essai colorimétrique, *la puissance colorimétrique de l'érythrose des rhubarbes exotiques étant au moins trois fois plus intense que celle des rhubarbes indigènes.*

La poudre de rhubarbe se prescrit à la dose de 50 centigrammes à 1 gramme comme laxatif et tonique : on emploiera avantageusement la forme de cachets de 50 centigrammes pris au commencement du repas. Pour lui donner des propriétés absorbantes dans les cas de pyrosis, flatulence, dans la grossesse on pourra l'additionner de magnésie.

> Poudre de rhubarbe. . . . . 5 grammes
> Magnésie calcinée 5   —

A diviser en 20 cachets : — en prendre un au commencement de chaque repas.

Comme purgatif on donne la rhubarbe à la dose de 2 ou 5 grammes.

On ajoute encore la rhubarbe aux préparations ferrugineuses, pour combattre la constipation que celles-ci pourraient produire, ou bien comme tonique.

> Poudre de rhubarbe . . . . 10 grammes
> Sous-carbonate de fer 5   —

A diviser en 20 cachets.

Il existe des pastilles de rhubarbe ; mais nous pensons que la saveur désagréable de ce purgatif se prête peu à une telle forme pharmaceutique.

On pourrait en dire autant des hydrolés provenant de l'action de l'eau froide ou chaude sur la rhubarbe. Comme tonique, on peut employer la macération suivante :

> Rhubarbe concassée . . . . 2 grammes
> Eau froide. 500   —

Faire macérer douze heures et prendre comme boisson ordinaire ; pour obtenir des effets purgatifs, il faudra porter la dose de rhubarbe à 8 ou 10 grammes.

On peut également employer la *tisane de rhubarbe* du Codex, ainsi préparée :

> Rhubarbe . . . . 5 grammes
> Eau froide, ... 1000 —

Faire macérer quatre heures et passer.

La macération ainsi obtenue est transparente, et contient une partie des matières résineuses dissoutes à la faveur des autres principes de la racine ; en remplaçant la macération par l'infusion on a encore une préparation transparente ; mais si l'on a recours à la décoction, la liqueur est louche et abandonne par refroidissement une partie des principes qu'elle avait dissous à l'ébullition. Si l'on se décidait à prescrire un hydrolé de rhubarbe, il serait bon de s'en tenir à la macération, tout au plus à l'infusion.

EXTRAIT DE RHUBARBE

La rhubarbe de Chine épuisée par l'eau froide donne la moitié de son poids d'extrait, soluble dans l'eau en laissant un léger résidu de matières résinoïdes ; cet extrait ne contient pas toutes les parties actives de la rhubarbe et ne correspond pas, comme purgatif, à un poids égal de poudre ; de plus, cette forme pharmaceutique ne saurait se prêter qu'à un emploi limité ; nous pensons qu'il ne faut l'utiliser que comme excipient de pilules toniques ou ferrugineuses. Ainsi l'on pourra formuler :

> Extrait de rhubarbe . . . . 10 grammes
> Tartrate de fer et de potasse . . 10 —

Pour 100 pilules : — 2 à prendre au commencement de chaque repas.

Régnault fait remarquer avec raison que l'extrait aqueux du Codex serait remplacé avantageusement par un extrait préparé avec l'alcool à 60°; on aurait ainsi un produit contenant une plus forte proportion des principes de la rhubarbe, et par conséquent plus actif sous un plus petit volume; celui-ci, il est vrai, serait incomplétement soluble dans l'eau, mais cela ne serait pas bien fâcheux, puisqu'il doit être réservé, d'après nous, à la forme pilulaire.

VIN DE RHUBARBE

Cette préparation peut être prescrite comme tonique, stomachique, à prendre à la dose d'un verre à liqueur au commencement du repas; sa saveur n'est pas trop désagréable; ce vin se prépare de la manière suivante:

Rhubarbe concassée. . . . . 60 grammes
Vin de grenache . . . . 1 litre

Laisser macérer dix jours et filtrer. On peut remplacer le vin de grenache par du malaga ou du madère.

Nous ne dirons rien du *sirop de rhubarbe* simple, mais nous donnerons la formule du *sirop de rhubarbe* ou de *chicorée composé*.

SIROP DE RHUBARBE COMPOSÉ

Rhubarbe de Chine . . . . 200 grammes
Racine de chicorée . . . . 200 —
Feuilles de chicorée . . . 800 —
Fumeterre . . . 100 —
Scolopendre . . . 100 —
Baies d'alkékenge . . . 50 —
Cannelle de Ceylan . . 50 —
Santal citrin . . . 20 —
Sucre blanc. . . 5000 —
Eau Q. S.

C'est une coutume populaire de donner aux enfants

après la naissance une cuillerée à café d'un mélange à
parties égales de sirop de chicorée et d'huile d'amandes
douces; un peu plus tard on administre souvent comme
purgatif le sirop seul à la dose d'une ou plusieurs cuillerées à café. Les adultes pourraient également faire
usage de cette préparation qui renferme environ 1 gramme
de rhubarbe par cuiller à bouche.

Ce sirop étant destiné à de très jeunes enfants et s'altérant facilement doit être préparé avec soin et conservé dans
un endroit frais; on s'assurera, au moment de l'employer,
qu'il n'a subi aucune fermentation, que son odeur est bien
celle de la rhubarbe et du santal; *étendu de* 1000 *parties
d'eau, il doit encore posséder une teinte jaunâtre et sa saveur
caractéristique.*

TEINTURE DE RHUBARBE

On prépare également une teinture alcoolique de rhubarbe, par macération de la racine dans 5 parties d'alcool
à 60 degrés. L'alcool dissout tous les principes actifs de la
plante, et la teinture contient, pour 100 grammes environ,
8 grammes d'extrait sec; 4 grammes de teinture corres-
pondent approximativement à 1 gramme de poudre.

Il existe un grand nombre de formules complexes dans
lesquelles entre la rhubarbe; nous jugeons inutile de les
rappeler, le médecin étant toujours à même de faire les
associations qui lui paraissent convenables.

Les préparations de rhubarbe sont surtout indiquées
comme toniques, stomachiques, dans les cas de dyspepsie
et de constipation légère, dans les catarrhes intestinaux
chroniques des enfants; dans certains cas d'ictère, lorsque
celui-ci est causé par une oblitération des voies biliaires,
la rhubarbe pourra rendre des services et produire des
effets purgatifs demandés en vain à l'aloès et aux drastiques;
son action cholagogue ne saurait être mise en doute.

Il faut éviter de prolonger l'emploi de la rhubarbe, à
cause de la constipation qui en serait la conséquence; de

plus, la forte proportion d'oxalates qu'elle renferme doit faire surveiller, sinon éviter, son usage chez les goutteux, les rhumatisants, les calculeux ; on la proscrira absolument chez les malades atteints d'oxalurie.

SÉNÉ

Le nom de Séné a été donné à un certain nombre d'espèces de *Cassia* appartenant à la famille des Légumineuses et présentant des caractères assez tranchés pour que certains auteurs en aient fait un genre particulier, le genre *Senna*. On utilise comme produits médicamenteux les *folioles* et les *fruits, gousses* ou *légumes* aplatis, appelés improprement *follicules*. Les folioles sont séparées du rachis qui les réunissait ; leur forme varie avec les espèces, leurs dimensions varient de 1 à 4 centimètres ; elles sont glabres ou pubescentes, généralement fragiles, quelquefois coriaces ; la forme de leurs nervures est caractéristique : elles présentent une nervure médiane, de laquelle se détachent un certain nombre de nervures secondaires, saillantes à la face inférieure, se dirigeant vers l'extérieur et allant rejoindre chacune la nervure qui lui est immédiatement supérieure en décrivant un trajet arqué le long des bords de la foliole ; la saveur est douceâtre, mais en même temps un peu amère et nauséeuse. Ces folioles et follicules sont fournis par quatre espèces principales, auxquelles on a donné le nom de *Cassia obovata, lenitiva, angustifolia* et *pubescens*. Ce dernier est beaucoup moins important, au point de vue pharmaceutique, que les trois autres ; c'est une plante qu'on trouve dans le Yémen et en Abyssinie, et caractérisée par ses folioles elliptiques ou ovales oblongues, légèrement échancrées, ciliées sur les bords, pubescentes ou tomenteuses-cendrées sur les deux faces.

Le *Cassia obovata* a des folioles plus ou moins obovales, obtuses au sommet et des follicules en forme de rein, portant sur les deux faces une crête médiane parallèle aux bords et formée par la réunion d'une série d'élévations qui surmontent les loges séminifères. On le trouve dans la Haute-Égypte, l'Abyssinie, le Soudan et le Sénégal.

Le *Cassia lenitiva* porte des folioles lancéolées ou ovales oblongues, plus ou moins pubescentes sur les faces, et courtement mucronées au sommet; les follicules sont elliptiques, tronqués à la pointe. On le trouve aussi dans la Haute-Égypte et la Nubie, le Kordofan. Suivant la forme de ses folioles on distingue parfois le *Cassia lenitiva acutifolia* et le *Cassia lenitiva obtusata*.

Le *Cassia angustifolia* se trouve sur les côtes orientales d'Afrique, de la Haute-Égypte ou Mozambique, l'Arabie et les îles de la mer Rouge; on le cultive dans un certain nombre de localités de l'Inde; ses folioles sont étroitement lancéolées, s'atténuant progressivement de la base vers le sommet; les follicules sont linéaires, oblongs, non tronqués à la pointe.

Planchon donne le tableau suivant des caractères que présentent les folioles des différents sénés qu'on trouve dans le commerce :

FOLIOLES			
Obovales (*C. obovata*)			Séné d'Alep. Séné du Sénégal. Séné de Port-Royal.
Ovales lancéolées (*C. lenitiva*)	Mêlées d'arguel et de folioles obovales		Séné de la palthe.
	Petites, sans mélange d'arguel.		Séné de Tripoli.
Allongées, étroites (*C. angustifolia*)	Coriaces et courtes, jaunâtres.		Séné Moka.
	Grandes, vertes et membraneuses.		Séné de l'Inde.

Le *Séné de la palthe* (ou d'Alexandrie), ainsi appelé du nom de l'impôt dont il est frappé, est récolté dans diverses parties de l'Égypte, préparé au Caire et expédié par la voie d'Alexandrie; il est formé de folioles appartenant en majeure partie au *Cassia lenitiva*; il contient aussi, mais en bien plus faible proportion, des folioles de *Cassia obovata*. On y trouve un certain nombre de feuilles d'*arguel*, qui croît dans les mêmes régions et qui peut, dans certains cas, être ajouté frauduleusement et en grande quantité; ces feuilles sont coriaces, comme chagrinées sur les deux faces, surtout à la face inférieure, qui présente en outre une nervure médiane bien marquée, d'où partent des nervures secondaires qui se perdent insensiblement dans un réseau formé de veines et veinules détachées des nervures : cette apparence est absolument différente de celle que nous avons décrite plus haut pour le séné; les feuilles d'arguel ont de plus une couleur blanchâtre. Les follicules du séné de la palthe sont oblongs, d'une longueur de 4 à 5 centimètres sur 2 ou 3 de largeur; ils sont à peine arqués, brunâtres ou noirâtres au milieu, verdâtres sur les bords; le relief produit sur les valves par les semences est peu saillant, sans crête marquée.

Le *Séné de Tripoli* ne contient généralement pas d'arguel; il est formé principalement de folioles de *Cassia lenitiva* et de *Cassia obtusifolia*. Son nom lui vient de la voie par laquelle il arrive et non pas de son lieu d'origine, qui est situé beaucoup plus avant dans l'Afrique centrale. Les follicules sont plus petits que ceux du séné de la palthe; leur couleur est moins noirâtre, mais ils ont la même forme.

Le *Séné Moka* est formé de folioles longues et étroites fournies par le *Cassia angustifolia*; les follicules se rapprochent des précédents, mais ils sont plus longs et plus étroits. Ce séné vient d'Arabie.

Le *Séné de l'Inde* est produit par le *Cassia angustifolia*; il tend de plus en plus à remplacer le séné de la palthe; ses folioles peuvent atteindre une longueur de 6 centimètres et une largeur de 15 millimètres; elles sont membraneuses et d'une belle couleur verte. Les follicules ont les mêmes caractères que ceux du séné moka.

Citons pour mémoire les *Sénés d'Alep, du Sénégal et de Port-Royal*, qui n'ont qu'une importance minime, soit qu'on ne les trouve qu'en faible quantité dans le commerce, soit que les essais thérapeutiques auxquels ils ont été soumis aient été peu satisfaisants.

Les connaissances que l'on possède sur la composition chimique du séné sont bien incomplètes. Lassaigne et Feneulle en ont donné en 1821 la composition suivante : *principes gommeux et albuminoïdes, chlorophylle, acide malique, sels, huile volatile* peu abondante, *matière colorante jaune, cathartine*; ce dernier corps serait, d'après ces auteurs, le principe actif du séné : c'est une masse d'un brun jaunâtre, incristallisable, d'une saveur amère, et ne contenant pas d'azote; ses caractères la rapprocheraient de la *cytisine* extraite par Chevalier et Lassaigne du *cytise faux-ébénier*. Pour Dragendorff et Kubly, c'est à un acide également incristallisable, l'*acide cathartique*, qu'il faudrait attribuer les propriétés purgatives du séné; cet acide existe dans la plante, partie à l'état libre, partie en combinaison avec la chaux et la magnésie; si on le fait bouillir en solution alcoolique avec de l'acide chlorhydrique, il se dédoublerait en *glucose* et acide *cathartogénique*; le séné contiendrait en outre, d'après ces chimistes, une substance jaune ressemblant à l'acide *chrysophanique* et une matière sucrée cristallisable, douée du pouvoir rotatoire (dextrogyre), à laquelle ils ont donné le nom de *cathartomannite*. Bourgoin et Bouchut ont repris ces recherches en 1871 et ont été amenés à conclure que la cathartine n'est qu'un mélange complexe de *glucose*, d'*acide chrysophanique* et de *chrysophanine*, produit blanc que l'alcool précipite de sa solution aqueuse. Les follicules présentent une composition analogue, mais ils contiennent beaucoup plus de mucilage et *moins de principe purgatif*; leur action est donc plus faible que celle des folioles.

Quelque peu avancée que soit l'étude chimique du séné, Bucheim et Schmiedeberg l'ont fait rentrer dans un groupe particulier, à côté de la rhubarbe, de la bourdaine, de l'aloès, des rhamnées; au point de vue chimique le rapprochement n'a rien d'inacceptable; d'autre part leur composition a été invoquée en faveur de la théorie de l'action purgative provoquée par une faible diffusibilité qui se rencontre surtout dans les substances colloïdes. Pour Bucheim, le séné, la rhubarbe, les rhamnées rentreraient dans le groupe de

l'*acide cathartique*, voisin de celui de l'aloès; pour Schmiedeberg on pourrait réunir dans un groupe *anthracénique*
les composés dont l'action est due à la *chrysarobine* ou à
la *cathartine*. En effet l'*aloïne*, l'acide *chrysophanique*,
produit d'oxydation de la *chrysarobine*, sont des dérivés de
l'*anthracène*; il en est de même de la *franguline*.

Le groupe *anthracénique*, justifié chimiquement, peut
l'être aussi physiologiquement; les membres qui le composent sont doués d'une action irritante, phlogogène; leur
action purgative est péristaltogène et le principe auquel
elle est due est accompagné de matières colloïdes et mucilagineuses abondantes, dont l'action a été également
invoquée; l'irritation intestinale peut être plus ou moins
forte: avec le séné elle est plus faible; le principe actif est
facilement résorbé et passe facilement dans l'urine sans
provoquer d'accidents rénaux; il n'en est pas de même de
l'aloïne qui a pu amener la formation de calculs rénaux
et des néphrites sérieuses.

Le séné fournit au commerce ses follicules et ses
folioles; celles-ci renferment souvent une forte proportion
de débris de feuilles, de tiges, de bûchettes désignés sous
le nom de *grabeaux* et dont il faut absolument les débarrasser; on a ainsi le *séné mondé*. Le séné de la palthe, qui
est le plus répandu dans le commerce, sera soigneusement
examiné au point de vue des feuilles étrangères qu'il peut
contenir, que l'origine de celles-ci soit accidentelle ou
volontaire; on reconnaîtra l'*arguel* aux caractères que
nous en avons donnés plus haut; les feuilles de *redoul*,
arbrisseau de la Provence et du Languedoc, fort astringentes et vénéneuses, se reconnaîtront aux signes suivants:
elles sont ovales, glabres, très entières, longues de 2 à
5 centimètres, larges de 7 à 25 millimètres: *outre la nervure médiane elles présentent des nervures longitudinales
allant de la base au sommet de la feuille en suivant une
direction parallèle aux bords*. On aurait également introduit dans le séné des feuilles de *baguenaudier*, d'ai-
relle, etc.

Il faudra de plus rejeter tout séné, même authentique,

qui présentera une couleur jaune ou des taches brunâtres.

Les folioles et les follicules de séné sont d'un usage courant, mais les folioles sont douées d'une plus grande activité; à la dose de 3 à 5 grammes elles occasionnent, au bout de 5 à 6 heures, des selles accompagnées de coliques; à la dose de 10 à 15 grammes, les coliques deviennent plus violentes et s'accompagnent de nausées et même de vomissements; les selles sont liquides, puis diarrhéiques; ces coliques sont dues aux contractions intestinales provoquées par l'action du séné sur la tunique musculeuse. Pour Gubler l'influence du séné ne se fait pas seulement sentir sur l'intestin; si la dose est exagérée, il y a excitation des fibres musculaires des organes voisins, vessie et utérus; il peut y avoir également congestion de la partie extrême du gros intestin et production d'hémorroïdes; mais ce fait paraît assez rare. Il n'en est pas de même des coliques, qu'on peut cependant faire disparaître en partie en faisant subir au séné une macération dans l'alcool avant de l'employer.

L'effet de la purgation se fait encore sentir le lendemain, mais, ainsi que Schwilgué l'avait déjà signalé, les hautes doses ne sont pas suivies de constipation. L'action purgative n'est pas seulement obtenue à la suite d'ingestion, elle peut être également produite par une injection d'infusé de séné; il y a probablement alors excitation des ganglions moteurs de l'intestin.

Les principes du séné passent rapidement dans l'urine et dans le lait des nourrices, auquel ils communiquent des propriétés purgatives; le passage dans l'urine est rendu manifeste par la couleur jaune ictérique que prend celle-ci; mais on reconnaîtra qu'on n'a pas affaire aux pigments biliaires, à l'aide de l'acide azotique nitreux; de plus, l'urine, grâce à l'acide chrysophanique qu'elle contient après l'absorption du séné, prendra par les alcalis une coloration rouge, disparaissant par addition de poudre de zinc, mais non par l'eau baryte; ces caractères permettent de distinguer l'acide chrysophanique de la santonine, qui rend aussi l'urine jaune et susceptible de rougir par les alcalis, mais cette coloration ne disparaît pas par addition de poudre de zinc.

Malgré les coliques qu'il peut occasionner, le séné rend de réels services par la facilité de son administration; aussi est-ce un des purgatifs les plus répandus, employé soit comme laxatif, soit comme purgatif. Il se trouvera indiqué dans les mêmes circonstances que les différents drastiques et, comme eux, contre-indiqué quand on craindra son action sur la fibre musculaire de la vessie, de l'utérus; on évitera donc son emploi chez les femmes enceintes et aussi chez les nourrices, dont le lait deviendrait purgatif pour le nourrisson.

POUDRE DE SÉNÉ

Le Codex indique une poudre de folioles et une poudre de follicules de séné; ce sont des préparations peu employées et qui s'altèrent rapidement à l'air. On peut les administrer à la dose de 2 à 8 grammes, mélangées avec du miel.

La poudre de folioles entre dans l'*électuaire lénitif* ou *électuaire de séné composé*, peu usité aujourd'hui, mais qui a joui autrefois d'une certaine vogue, surtout administré en lavements. Cet électuaire se prenait à la dose de 25 à 50 grammes, en boisson, ou bien de 50 à 60 grammes dissous dans une quantité d'eau suffisante, en lavements.

TEINTURE ET EXTRAIT DE SÉNÉ

Le Codex a maintenu ces deux préparations que nous ne faisons que mentionner, en conseillant plutôt de ne pas les employer : la première, parce que l'alcool ne dissout pas les principes utiles de séné; la seconde, parce que l'évaporation et l'air ne peuvent qu'altérer les solutions de séné qu'on veut amener en consistance d'extrait.

TISANES A BASE DE SÉNÉ

Presque toutes les tisanes purgatives sont à base de séné : on emploie les folioles ou les follicules. Toutes ces tisanes se préparent par infusion ; la décoction doit être absolument bannie. Pour éviter les coliques que peuvent produire les préparations de séné, la pharmacopée allemande indique de faire subir aux feuilles de séné une macération de deux jours dans 4 parties d'alcool à 85° ; on passe, on exprime et on sèche.

APOZÈME LAXATIF

Feuilles fraîches de persil. .	15	grammes
Feuilles de séné mondées. . .	15	—
Fruits d'anis.	5	—
Fruits de coriandre. . . .	5	—
Sulfate de soude	15	—
Eau froide.	1000	—
Citron n° 1.		

Faire macérer pendant vingt-quatre heures, en remuant de temps en temps. Passer avec expression et filtrer.

A boire par verres dans la matinée.

APOZÈME PURGATIF

(Médecine noire)

Feuilles de séné mondées	10	grammes
Rhubarbe choisie.	5	—
Sulfate de soude	15	—
Manne en sorte	60	—
Eau distillée bouillante. . . .	100	—

Versez l'eau bouillante sur le séné et la rhubarbe ; après une demi-heure d'infusion, passez avec expression ; ajoutez le sulfate de soude et la manne; faites dissoudre à une douce chaleur; passez, laissez déposer et décantez.

Les quantités précédentes doivent donner 180 grammes d'apozème purgatif.

A prendre en une fois, le matin à jeun.

Nous avons donné ces deux formules pour rappeler aux médecins qu'en formulant : *apozème laxatif* ou *apozème purgatif* du Codex, ils seront toujours certains d'avoir une préparation identique.

Dujardin-Beaumetz conseille comme une des meilleures tisanes purgatives celle qui est connue sous le nom de *tisane purgative de l'hôpital Saint-Louis* et que le professeur Hardy formule :

> Séné.
> Pensées sauvages. } ãã . . . . 8 grammes

Faire infuser pendant une heure dans 1 litre d'eau bouillante; passer et édulcorer avec du miel.

En prendre un grand verre le matin.

Dujardin-Beaumetz rapporte aussi la formule de la *poudre de réglisse composée* ou *poudre de réglisse laxative*, qu'il emprunte à la pharmacopée allemande :

> Poudre de follicules de séné)
>   passés à l'alcool.   } ãã.   6 grammes
> Soufre sublimé.   )
> Anis étoilé en poudre . } ãã . .   5   —
> Fenouil en poudre.   }
> Crème de tartre pulvérisée . . .   5   —
> Réglisse en poudre.   8   —
> Sucre en poudre 25   —

A prendre une dose variant d'une cuillerée à café à une cuillerée à bouche, dans un peu d'eau, le soir en se couchant. Excellent laxatif, surtout dans le cas de constipation habituelle.

Tous les *thés* plus ou moins *purgatifs* qu'on trouve dans le commerce, où ils jouissent parfois d'une certaine vogue, sont à base de séné. On peut obtenir les mêmes effets avec le *thé de Saint-Germain*, que le Codex indique sous le nom d'*espèces purgatives*.

ESPÈCES PURGATIVES

Feuilles de séné,	2 grammes
Fleurs de sureau	1 —
Fruits d'anis vert	1 —
Fruits de fenouil	0,50
Bitartrate de potasse	0,50

Mêlez. Cette dose servira à faire une tasse d'infusion.

Une bonne manière d'obtenir une préparation agréable à base de séné consiste à l'additionner de café.

MÉDECINE AU CAFÉ

Séné	10 grammes
Sulfate de magnésie	15 —
Café torréfié	15 —

Faire infuser dans 120 grammes d'eau bouillante. Passer et sucrer. A prendre en une fois.

Très souvent le séné s'administre en lavement; on pourra prescrire le lavement purgatif du Codex.

LAVEMENT PURGATIF

Feuilles de séné	15 grammes
Sulfate de soude	15 —
Eau bouillante	500 —

Laisser infuser les feuilles dans l'eau bouillante pendant une demi-heure; passer et ajouter le sulfate de soude.

Toutes les doses de feuilles que nous avons indiquées dans les formules précédentes peuvent être facilement dépassées. On peut atteindre 20 grammes et même 30 grammes, ce que nous ne conseillons d'ailleurs pas. Si l'on trouve les effets du séné insuffisants, à des doses déjà fortes, il est préférable d'avoir recours alors à un drastique proprement dit.

Le séné entre également en proportion notable dans une préparation employée souvent chez les enfants, surtout lorsqu'ils sont atteints de coqueluche, le *sirop de Desessarts* ou d'*Ipéca Composé*.

SIROP DE DÉSESSARTS

Ipécacuanha gris.	30	grammes
Séné	100	—
Serpolet.	50	—
Coquelicot	125	—
Sulfate de magnésie	100	—
Vin blanc	750	—
Eau de fleurs d'oranger.	750	—
Eau.	5000	—
Sucre blanc	5000	—

A prendre par cuillerées à café dans le courant de la journée, pur ou dans une demi-tasse d'infusion de violettes.

Citons, à propos des Légumineuses, l'*Andira inermis* dont on emploie l'écorce comme anthelmintique : 30 grammes en décoction dans 1 litre d'eau.

ALOÈS

Les différents aloès que l'on trouve dans le commerce proviennent d'un certain nombre de plantes du genre Aloè, de la famille des Liliacées, habitant les régions qui s'étendent sur la côte orientale de l'Afrique, depuis la mer Rouge jusqu'au Cap, et qui ont été transportées dans d'autres pays, Espagne, Indes, Antilles, où on les cultive avec succès. On en compte un grand nombre d'espèces, dont les dimensions peuvent devenir considérables, et qui sont toutes remarquables par la forme et la consistance de leurs feuilles; celles-ci sont épaisses et charnues; elles contiennent en abondance deux sucs bien différents par leurs propriétés : l'un aqueux, insipide, inactif, l'autre foncé et amer qui constitue l'aloès; le premier est contenu au milieu de la feuille, dans un tissu parenchymateux à larges cellules; le second, dans une zone intermédiaire entre la moelle et la partie corticale : cette zone est formée d'un certain nombre de faisceaux fibrovasculaires, placés tout autour de la moelle d'une façon régulière et présentant une partie interne, s'enfonçant comme un coin dans le tissu médullaire, et une partie externe, convexe, tournée vers la couche chlorophyllienne ; c'est dans ces faisceaux que se trouvent des cellules remplies d'un liquide pourpre ou brun qui se concrète, lorsque la feuille a été cueillie et qui donne à l'aloès ses propriétés principales. Quant aux couches superficielles de la feuille, elles ne présentent qu'un épiderme surmontant de nombreuses rangées de cellules remplies de chlorophylle.

Les procédés d'extraction de l'aloès varient avec les pays, et les auteurs en indiquent un certain nombre. D'après Fluckiger et Hanbury, voici comment on opérerait au Cap et à la Jamaïque : Au mois de mars ou d'avril les feuilles sont coupées près de leur point d'attache et placées, la partie coupée en bas, dans une sorte d'auge dont la partie inférieure est percée d'un trou par lequel le liquide pourra s'écouler dans un vase situé en dessous; le suc est ensuite concentré par évaporation dans des vases en cuivre, après avoir été autant que possible séparé, par décantation ou autrement, des impuretés qu'il tenait en suspension. Cette évaporation se fait avec le concours de la chaleur, et ce n'est qu'exceptionnellement qu'on a recours à l'évaporation spontanée à l'air libre et au soleil. D'après certains auteurs on opérerait aux Barbades d'une manière différente. Au lieu d'obtenir le suc par simple écoulement, la plante est arrachée et coupée en morceaux que l'on hache et place dans des paniers; ceux-ci sont mis avec de l'eau dans des chaudières en fer; on porte l'eau à l'ébullition, que l'on maintient pendant dix minutes, puis on enlève les paniers, que l'on remplace par d'autres jusqu'à ce que l'eau soit devenue noire et épaisse : on la laisse alors déposer pendant vingt-quatre heures et on la fait évaporer.

De quelque manière qu'ils aient été obtenus, les différents aloès ont un certain nombre de caractères communs : ils sont doués d'une saveur excessivement amère et plus ou moins nauséeuse, fondent sous l'influence de la chaleur et brûlent avec flamme en laissant un faible résidu minéral ; l'alcool les dissout, ainsi que le chloroforme et le sulfure de carbone : l'eau les dissout incomplètement ; la solution est complète si l'on porte l'eau à l'ébullition, mais par refroidissement il se précipite une substance à laquelle on a donné le nom de *résine d'aloès*. D'un autre côté, les diverses sortes commerciales possèdent certains caractères différentiels qui permettent de les distinguer ; ainsi l'on a divisé les aloès en *translucides* et *opaques* ou *hépatiques* ; cette opacité peut être attribuée en faible partie à une matière féculente indéterminée, mais elle est due surtout à l'état physique de l'aloïne ; lorsque celle-ci est cristallisée, elle forme une multitude de petits cristaux microscopiques qui produisent l'opacité ; lorsqu'au contraire elle est amorphe, l'aloès est transparent ; si l'on abandonne au repos un suc d'aloès succotrin encore liquide, il se partage en deux couches, la couche inférieure jaune pâle, granuleuse et opaque, la couche supérieure liquide, foncée et transparente. Les différentes sortes d'aloès peuvent être rangées en trois groupes : *Aloès du Cap*, des *Barbades* et *succotrin*.

L'*aloès du Cap* est l'*aloès officinal*, qui est toujours délivré ou employé par le pharmacien, à moins d'indication contraire : il vient de la Colonie du Cap, où il est fourni par les *Aloe spicata, ferox, africana*, etc. : il se présente en masses d'un brun foncé, à reflets verdâtres caractéristiques ; la cassure est conchoïdale brillante ; vu en masse il est peu transparent, mais les lames minces sont transparentes et d'un rouge foncé ; sa saveur est très amère, son odeur forte, la poudre d'un jaune verdâtre.

L'*aloès des Barbades* provient des Barbades, de la Jamaïque et des Antilles; il est fourni par l'*Aloe vulgaris* et se présente en masses opaques d'un brun chocolat ou couleur de foie, devenant presque noires à la longue : la cassure est terne et cireuse : la poudre, d'un jaune rougeâtre, est incomplètement soluble dans l'alcool; il a une odeur spéciale rappelant à la fois la myrrhe et l'iode. Les Hollandais ont transporté l'Aloe vulgaris à Curaçao et l'y cultivent depuis 1857; il prend alors le nom d'*aloès de Curaçao*.

L'*aloès succotrin* ou soccotrin était autrefois le plus estimé des aloès africains; il n'arrive maintenant qu'accidentellement dans le commerce; il paraît surtout donné par l'*Aloe socotrina* et forme le véritable aloès soccotrin s'il est translucide, le véritable aloès hépatique s'il est opaque. Sa couleur est rouge hyacinthe ou grenat; les couches extérieures sont dures et sèches, mais la partie centrale peut être encore molle et même coulante; la cassure est conchoïdale et brillante, la poudre d'un jaune doré; l'odeur rappelle à la fois la myrrhe et le safran.

Mentionnons seulement l'aloès de Moka, l'aloès caballin, de qualités tout à fait inférieures.

Les différents aloès contiennent une matière cristallisée, l'*aloïne*, obtenue d'abord par Smith, d'Edimbourg, puis par Stenhouse; elle présente la forme de petites aiguilles prismatiques, d'une couleur jaune de soufre, neutres au tournesol, peu solubles dans l'eau froide, davantage dans l'eau bouillante; c'est un glucoside auquel Stenhouse attribue la formule $C^{17}H^{18}O^{7}$; outre l'aloïne, le suc d'aloès contiendrait une substance résineuse, insoluble dans l'eau froide : l'*aloétine*. E. Schmidt a établi pour l'aloïne retirée de l'aloès des Barbades la formule $C^{15}H^{16}O^{7}$; distillée avec la poudre de zinc, elle donnerait du méthylanthracène; elle appartient donc au groupe *anthracénique*, comme les acides *chrysophanique* et *frangulique*. Chaque aloès paraissant avoir une aloïne spéciale, on a donné les noms de *barbaloïne* à celle qui est retirée de l'aloès des Barbades, de *nataloïne* à celle du Natal, de *socatoïne* à celle du soccotrin; cette dernière se colore peu par l'acide azotique, tandis que la barbaloïne et la nataloïne prennent une couleur rouge cramoisie; de plus la nataloïne additionnée de deux gouttes d'acide sulfurique et exposée aux vapeurs de l'acide nitrique prend une coloration bleue. A côté de l'aloïne on trouve dans l'aloès du sulfate de chaux, de l'albumine végétale, des traces d'acide gallique, de carbonate et de phosphate de chaux : les frères Smith, d'Edimbourg, ont pu en retirer des traces d'une huile volatile.

L'aloès peut subir certaines falsifications et être additionné frauduleusement de résines, colophane, ocre, os calcinés.... Pour reconnaître la présence des résines on plongera dans la masse une broche de fer chauffée presque au rouge : on décèlera ainsi l'odeur de résine. Outre les caractères que nous avons donnés plus haut, un bon aloès doit répondre à l'essai suivant : Chauffé avec 10 fois son poids d'eau additionnée de 2 à 5 centièmes de carbonate de soude ou de potasse, il doit se dissoudre facilement et sans dépôt; s'il y avait dépôt, celui-ci serait formé des impuretés ou des matières étrangères que les fraudeurs y auraient pu introduire.

Avant d'aborder l'histoire de l'aloès comme purgatif, rappelons que c'est un vulnéraire cicatrisant trop délaissé, jouissant de propriétés antiseptiques par lui-même, par l'alcool qui lui sert généralement de véhicule, et enfin grâce à l'enduit résineux qu'il forme à la surface des plaies qu'il met à l'abri des germes de l'air; on l'emploie surtout dans ce cas sous la forme de *Teinture d'aloès* ou de *Baume du Commandeur.*

A la dose de 10 à 25 centigrammes, l'aloès produit au bout de quelques heures, en général de 12 à 24, une ou deux évacuations accompagnées ou non de légères coliques; si la dose est plus forte, de 40 à 60 centigrammes, les coliques deviennent plus intenses, et les garde-robes, plus nombreuses, contiennent une certaine quantité de matières bilieuses; si ces doses relativement élevées sont continuées pendant un certain temps, elles produisent, comme cela se passe avec les drastiques, une inflammation gastro-intestinale qui peut manquer cependant chez quelques personnes; c'est surtout sur l'extrémité du gros intestin que cette action inflammatoire se manifeste : un sentiment de chaleur et de cuisson se fait sentir à l'anus, les garde-robes deviennent sanguinolentes et, chez les tempéraments prédisposés aux hémorroïdes, sont accompagnées de flux de sang plus ou moins abondants, en même temps qu'apparaissent les tumeurs hémorroïdales, conséquence plus ou moins éloignée de l'abus des préparations à base d'aloès.

Cette influence peut même se manifester au delà du gros intestin par de la dysurie et, chez les femmes, des douleurs utérines accompagnées d'une augmentation du flux menstruel. A côté de cette action évacuante, l'aloès administré à doses faibles, quotidiennes ou très rapprochées, agit comme un excitant de l'estomac et détermine une augmentation de l'appétit; les digestions se trouvent également facilitées.

L'aloès et les préparations dont il est la base trouveront donc une double indication : à doses faibles (10 à 20 centigrammes par jour) contre les dyspepsies accompagnées d'atonie de l'estomac; à doses plus fortes, comme évacuant capable de produire une dérivation habituelle du côté de l'intestin, dans certaines maladies chroniques, par exemple les maladies cérébrales chroniques et les affections susceptibles d'amener l'hyperhémie encéphalique; la possibilité de produire des hémorroïdes devient alors un argument favorable à l'emploi des préparations aloétiques, emploi devenu courant chez les personnes ayant des tendances à l'apoplexie. Les congestions céphaliques ayant pour origine la constipation, les troubles des fonctions de l'estomac et de l'intestin ayant la même cause, disparaîtront également sous l'influence de l'aloès, pris tous les deux ou trois jours à la dose de 20 à 30 centigrammes et qui pourra faire disparaître aussi la constipation, que celle-ci résulte d'un défaut de sécrétion biliaire ou de l'inertie des fibres musculaires de l'intestin, comme cela peut se présenter chez le vieillard. L'emploi de l'aloès donnera de bons résultats dans les affections chroniques du foie et la congestion chronique de celui-ci, en détournant, grâce à un écoulement sanguin par l'anus, le sang du système vasculaire hépatique et en provoquant l'évacuation de la bile.

Les affections organiques du cœur, surtout suivies d'hydropisies, sont aussi tributaires de l'aloès, employé seul ou additionné d'autres drastiques : gomme-gutte, jalap, scammonée. On peut alors obtenir des améliorations inespérées de l'aloès et de ses préparations, qui produisent à la fois, grâce à leur action purgative, une dérivation et une excitation du côté de l'intestin, en même temps que la déplétion du système vasculaire. Ainsi que nous l'avons déjà dit ailleurs, cette irritation et cette congestion intestinales devront également être recherchées dans certaines maladies de la moelle épinière.

L'aloès peut être aussi employé à doses moyennes et répétées pour obtenir, grâce à une dérivation intestinale, la diminution de la sécrétion cutanée et, par suite, la disparition des maladies chroniques de la peau que caractérise cette sécrétion, principalement l'eczéma chronique et ses variétés.

Les préparations d'aloès ne sont pas toujours destinées à être prises par la bouche, et, vu son action élective sur le gros intestin, on le prescrit souvent sous forme de suppositoire, de manière à obtenir directement ses effets locaux. Ce moyen pourra être tenté lorsqu'il y a indication de provoquer ou d'augmenter un flux hémorroïdal, et on prescrira des suppositoires au beurre de cacao, additionnés de 50 centigrammes d'aloès; mais il ne faudra pas se faire trop d'illusions sur le résultat probable, les hémorroïdes anciennes revenant souvent avec trop de difficulté, pour qu'il ne soit pas permis de craindre un effet négatif chez les sujets qui n'ont jamais été atteints de cette affection.

En résumé, l'aloès peut être employé comme stomachique, apéritif et purgatif. Dans ce dernier cas, c'est surtout dans les affections chroniques qu'il sera indiqué; s'agit-il d'une maladie aiguë, de fièvre, d'embarras gastrique, c'est aux purgatifs salins ou huileux qu'il faut s'adresser; mais l'aloès sera au contraire absolument indiqué lorsque l'action évacuante n'est pas le but principal que l'on se propose, lorsqu'on veut en même temps, dans les affections chroniques, produire une congestion, une dérivation et une excitation intestinales. En vertu même de ses propriétés, l'aloès sera contre-indiqué dans un certain nombre de cas ; il faudra le proscrire ou l'employer avec la plus grande réserve chez les hémorroïdaires, à cause de son action irritante sur l'intestin et en particulier sur le rectum ; chez les calculeux et les malades atteints d'affections inflammatoires de la vessie, à cause de son action sur cet organe et de la dysurie qu'il provoque parfois ; chez les femmes sujettes aux métrorragies, à cause de son action congestive sur l'utérus ; pour la même raison, on évitera son emploi chez les femmes enceintes. D'après Neuberger, l'ingestion de trop grandes quantités d'aloïne produirait des concrétions calcaires rénales comme l'empoisonnement par le bismuth, le sublimé, le phosphore, l'acide oxalique ; ces concrétions pourraient également être provoquées par la ligature de l'artère rénale.

POUDRE D'ALOÈS

Cette poudre est obtenue par trituration de l'aloès, sans laisser de résidu ; elle s'agglomère assez facilement avec le temps et s'emploie peu en nature ; on la mélange généralement avec d'autres poudres, ou bien on la fait entrer dans la composition de diverses pilules ; la forme pilulaire est en effet l'une des meilleures formes sous lesquelles on puisse faire prendre l'aloès.

PILULES D'ALOÈS SIMPLES

Le Codex donne la formule suivante :

> Aloès pulvérisé. . . . . 1 gramme
> Miel Q. S.

pour dix pilules argentées.

L'ancien Codex prescrivait comme excipient la conserve de roses; celle-ci est une de ces anciennes préparations dont l'utilité est fort contestable; le miel la remplace fort bien comme excipient et possède au moins le mérite d'être un produit naturel facile à obtenir.

Les pilules d'aloès simples sont assez rarement prescrites; on en prendra 2 ou 4 par jour au repas du soir

PILULES ANTI-CIBUM

Ces pilules, ainsi que les suivantes, sont beaucoup plus souvent prescrites; elles ont la composition suivante :

        Aloès pulvérisé . . . . . . 1 gramme
        Cannelle pulvérisée. . . . 0,20 centigrammes
        Extrait de quinquina. . . 0,50   —
        Miel Q. S.

Pour 10 pilules, qu'on pourra argenter. Chaque pilule contient donc 10 centigrammes d'aloès et 5 centigrammes d'extrait de quinquina; on en donne 1 ou 2 au commencement du repas, comme toniques et digestives.

PILULES ÉCOSSAISES OU D'ANDERSON

        Aloès pulvérisé . . . . . . 1 gramme
        Gomme-gutte 1   —
        Essence d'anis. . . . . . . 0,10 centigrammes
        Miel Q. S.

Pour 10 pilules. Celles-ci sont plus actives que les précédentes au point de vue purgatif et sont quelquefois moins bien supportées; elles se reconnaissent facilement à leur odeur anisée, et, mises dans l'eau, elles communiquent à celle-ci la coloration jaune de la gomme-gutte; cet essai rapide permettrait de s'assurer qu'on ne les a pas substituées aux pilules *anti-cibum*. L'aloès officinal étant l'aloès du Cap, c'est avec celui-ci qu'elles sont préparées; l'ancien Codex prescrivait l'aloès des Barbades, mais il faut se rappeler que celui-ci, lorsque son origine est authentique, passe pour cinq fois plus actif; la substitution ne saurait donc être faite qu'à bon escient.

PILULES DE BONTIUS

C'est encore là une de ces préparations compliquées à plaisir, sans que les résultats obtenus viennent justifier ces complications; il en sera parlé à propos de la *gomme-gutte*.

PILULES D'ALOÈS ET DE SAVON

<pre>
Aloès pulvérisé . . . . 1 gramme
Savon médicinal 1   —
</pre>

Pour 10 pilules.

D'après les Anglais, le fer augmenterait les propriétés purgatives de l'aloès; il en serait de même du sulfate de quinine. Soulier indique, d'après Macario, la formule suivante :

<pre>
Sulfate de fer desséché 0gr,10
Aloès pulvérisé . . . . 0 ,05
Rhubarbe pulvérisée. . . . . 0 ,02
Extrait de belladone . . . . 0 ,005
</pre>

Pour 1 pilule; 1 le soir; 2 le lendemain, si une seule n'a pas suffi. La pharmacopée germanique prescrit également des pilules aloético-ferrugineuses, à base de sulfate ferreux desséché. Si l'on veut éviter l'emploi de celui-ci, qu'on peut ne pas avoir sous la main, on pourra recourir à la formule suivante :

<pre>
Tartrate de fer et de potasse. . . . 2 grammes
Aloès pulvérisé 2   —
Extrait de rhubarbe 2   —
</pre>

Pour 30 pilules : à prendre 2 au commencement de chaque repas.

On emploie également un certain nombre de préparations liquides dans lesquelles on fait entrer l'aloès ; la *teinture* se fait avec cinq parties d'alcool à 60 degrés, et n'est guère destinée qu'à l'usage externe ; on fait un *vin composé* (teinture sacrée), par macération d'aloès, de gingembre et de poivre de la Jamaïque dans du vin d'Espagne ; mais une des préparations les plus connues est la *teinture d'aloès composée* ou *élixir de longue vie*.

ÉLIXIR DE LONGUE VIE

Aloès	40	grammes
Racine de gentiane.	5	—
Rhubarbe	5	—
Zédoaire.	5	—
Safran.	5	—
Agaric blanc.	5	—
Thériaque	5	—
Alcool à 60°	2000	—

Faire macérer en vase clos pendant dix jours, passer avec expression et filtrer. 10 grammes de cette teinture renferment 20 centigrammes d'aloès ; on peut l'employer comme stomachique et comme purgatif à des doses variant de 10 à 50 grammes.

Nous ne ferons que citer l'*élixir de Garus*, dans lequel entre l'aloès, et qui n'est qu'une simple liqueur passant pour tonique.

On a voulu remplacer l'aloès par un *extrait* obtenu en traitant celui-ci par l'eau froide distillée, filtrant la solution et évaporant en consistance d'extrait ; si l'on devait obtenir ainsi un composé chimiquement défini, on pourrait accepter cette modification ; mais l'aloès contient si peu de matières insolubles, et dont l'inactivité n'est pas démontrée, que cette complication paraît au moins inutile.

L'aloès est employé dans certains cas par la voie rectale et l'on a recours alors aux suppositoires et aux lavements.

SUPPOSITOIRES D'ALOÈS

        Beurre de cacao . . . .   4 grammes
        Aloès en poudre . . . .   0,50 centigrammes

Pour un suppositoire. Cette préparation a pour but de rappeler le flux hémorroïdal.

LAVEMENT D'ALOÈS

        Aloès . . . .   2 à 8 grammes
        Eau tiède   500   —
        Jaune d'œuf nº 1.

Employé dans le même but que les suppositoires. Nous avons déjà vu qu'il ne fallait pas fonder de trop grandes espérances sur l'action de ces préparations. Pour Soulier, l'aloès administré par la voie rectale ne peut avoir d'effet purgatif qu'à la condition d'être additionné de fiel de bœuf; d'après cet auteur, même lorsqu'il est pris par la bouche, l'aloès n'a d'action purgative que grâce au concours de la bile; si celle-ci manque, il n'y a pas de purgation; de là le succès de la rhubarbe, qui n'a pas besoin de ce concours, dans des cas d'ictère où l'aloès aurait échoué.

CHAPITRE VIII

DRASTIQUES PROPREMENT DITS : CONVOLVULACÉES (JALAP, TUR-
BITH, SCAMMONÉE), EUPHORBIACÉES (CROTON, PIGNONS, ÉPURGE,
MERCURIALE), CUCURBITACÉES (COLOQUINTE, CONCOMBRE, BRYONE),
GOMME-GUTTE, ELLÉBORES.

Les drastiques proprement dits sont des purgatifs énergiques, parfois fort dangereux, qui demandent toujours à
être maniés avec précautions; quelques-uns provoquent
des coliques intenses et il est bon de ne pas dépasser les
doses généralement indiquées. Leur emploi doit être sur-
veillé et ne doit être prolongé que dans les cas où l'on
recherche justement, à titre de dérivation, l'irritation de
l'intestin. Leur effet s'exerce surtout sur la portion inférieure de l'intestin et ne saurait souvent se produire sans
le concours de la bile.

Les drastiques le plus fréquemmen employés sont certainement le jalap et la scammonée; l'huile de croton est
indiquée dans certains cas; la mercuriale se donne en
lavements, et la gomme-gutte, qui n'est jamais employée
seule, rentre dans la composition de certaines préparations
purgatives.

PURGATIFS FOURNIS PAR LA FAMILLE DES CONVOLVULACÉES

La famille des Convolvulacées fournit à la matière médicale trois plantes dont l'usage est devenu des plus répan-

dus dans la thérapeutique : le *jalap*, le *turbith* et la *scammonée*. Ce sont les racines de ces plantes qui sont utilisées, et, malgré leurs différences d'aspect extérieur, ces racines présentent dans leur constitution un cer nombre de caractères communs, qui justifie leur rapprochement et leur réunion en un seul groupe : on y trouve toujours un certain nombre de cellules résineuses, formant sur une coupe transversale des lignes plus ou moins régulièrement concentriques groupées surtout dans le tissu cortical au voisinage de la ligne du cambium et, sur une coupe longitudinale, des séries allongées dans le sens de l'axe ; les cloisons qui les séparent peuvent se résorber et il se forme des sortes de vaisseaux laticifères larges et courts ; le suc de ces cellules, qui était laiteux à l'état frais, devient résineux ou gommo-résineux par la dessiccation.

On a divisé les résines retirées des Convolvulacées suivant qu'elles sont solubles ou insolubles dans l'éther ; la *jalapine*, l'*oribazine* et la *scammonine* sont solubles dans l'éther ; elles forment la partie principale des résines de jalap et de scammonée ; la *convolvuline* et la *turpéthine* sont insolubles dans l'éther, la première se trouve dans le jalap, la seconde dans le turbith.

Planchon donne pour les racines des Convolvulacées le tableau suivant :

Racines tubériformes, montrant sur la coupe transversale des couches concentriques plus ou moins résineuses. } *Jalaps.*

Racines cylindriques, tordues sur elles mêmes, renfermant, dans l'écorce, des faisceaux ligneux très poreux, résine jaunâtre. } *Turbith.*

Racines généralement cylindriques, droites ou tordues, sans faisceaux ligneux dans l'écorce. } *Racines de scammonée.*

I. — JALAPS

Les racines principales auxquelles on a donné ce nom sont au nombre de trois ; le *jalap officinal* ou *tubéreux*, le *jalap léger* ou *fusiforme* et les *jalaps de Tampico* ou *digités*.

Le *jalap tubéreux* est le seul qui entre dans les préparations officinales ; il se présente sous une forme plus ou moins arrondie, est lourd, à cassure nette montrant de nombreuses cellules résineuses réunies en rangées concentriques ; il est produit par l'*Exogonium jalapa*, espèce originaire de la zone tempérée du Mexique et cultivée aujourd'hui dans un certain nombre de localités européennes. Les tubérosités peuvent varier beaucoup dans leurs dimensions, depuis la grosseur d'une noix jusqu'à une longueur de 10 centimètres avec une largeur de 4 à 5 centimètres ; elles sont tantôt entières, tantôt en fragments, d'une couleur brun noirâtre au brun clair, avec une surface extérieure aqueuse, portant des rides longitudinales et des verrues tubéreuses. L'odeur est peu marquée, nauséabonde, la saveur douce et âcre ; l'iode produit une coloration bleue due à la forte proportion d'amidon ; on trouve dans cette sorte de jalap de la *jalapine* et de la *convolvuline*.

Le *jalap léger* ou *fusiforme* est fourni par l'*Ipomœa orizabensis*, qu'on trouve dans les mêmes zones que le précédent ; la racine est fusiforme, d'un diamètre de 5 à 10 centimètres ; la surface corticale, gris-noir ou gris-brun, est rugueuse et porte des sillons longitudinaux assez profonds ; la cassure n'est plus nette, comme pour le jalap tubéreux, mais fibreuse ; la zone ligneuse est également caractérisée par ses faisceaux fibro-vasculaires qui lui donnent un aspect particulier ; l'odeur et la saveur, tout en se rapprochant de celle du jalap tubéreux, sont beaucoup moins marquées ; enfin le jalap fusiforme ne contient que de la jalapine.

Le *jalap de Tampico* est produit par l'*Ipomœa simulans* ;

il présente une forme digitée; sa surface extérieure porte des rides longitudinales profondes et irrégulières; il est de dimensions plus petites que les précédents; sa cassure est cornée ou amylacée et non fibreuse, comme celle du jalap fusiforme dont il n'a pas non plus les grosses fibres ligneuses: il ressemblerait plutôt au jalap tubéreux, dont il se distingue par sa légèreté et sa moindre richesse en résine; on a donné à la résine du jalap de Tampico le nom de *tampicine*; elle existe dans le tubercule dans la proportion de 5 à 10 pour 100, suivant l'âge, et se rapproche de la jalapine par sa solubilité dans l'éther. Nous ne ferons que citer les faux jalaps : *faux jalap rouge* ou *rayonné*, décrit par Guibourt, *faux jalap à odeur de rose*, *racines* de *Mirabilis jalapa*, de *Bryone* et de *Belle-de-nuit*.

La composition du jalap serait, d'après l'analyse de Gerber : *résine dure*, *résine molle*, *convolvuline* et *jalapine*, extractif un peu âcre, *matières gommeuses et mucilagineuses*, *sucre incristallisable*, *amidon*, *ligneux*, *sels minéraux*.

La résine brute de jalap est odorante, âcre, irrite la gorge et produit une cuisson douloureuse si on l'insuffle dans l'œil; elle existe dans la racine dans la proportion de 15 pour 100 environ; elle est formée de deux glucosides solubles dans l'alcool : la *jalapine*, soluble également dans l'éther, et la *convolvuline*, insoluble dans ce véhicule.

La jalapine a pour formule $C^{31}H^{50}O^{16}$; elle se dédouble par ébullition avec les acides minéraux étendus en glucose et *jalapinol*.

La convolvuline a pour formule $C^{31}H^{50}O^{16}$; c'est l'anhydride convolvulinique; elle se dédouble en glucose et *convolvulinol*.

M. le professeur Baillon a fait cultiver du jalap dans le jardin botanique de la Faculté de Médecine et a fait remettre les tubercules qu'il a récoltés à M. le professeur Regnauld. Regnauld et Villejean ont extrait de 1000 grammes de ce jalap séché à 100 degrés, 25 grammes de *résine mixte* (mélange de jalapine et de convolvuline) répondant à la composition suivante :

1000 grammes de résine mixte séchée à 100° contiennent :
- Jalapine . . . 166 grammes
- Convolvuline . 834 —

Un jalap du Mexique d'excellente qualité a donné à ces savants 96 grammes de *résine mixte* pour 1000 grammes de jalap séché à 100 degrés; et cette résine mixte avait la composition suivante :

1000 grammes de résine mixte séchée à 100° contiennent :
- Jalapine . . . 93 grammes
- Convolvuline . 907 —

Le seul jalap officinal est le jalap tubéreux, qu'on reconnaîtra aux caractères qui en ont été donnés; on jugera de sa valeur en dosant la quantité de résine qu'il contient et qui doit être supérieure à 10 pour 100. On suivra pour ce dosage le procédé indiqué plus loin pour la préparation de la *résine de jalap*.

Le jalap contenant une certaine quantité d'amidon est facilement piqué par les larves d'insectes, qui laissent la résine intacte; le jalap piqué est donc plus riche en résine et conviendra très bien pour l'extraction de celle-ci; mais il ne doit pas entrer dans les préparations pharmaceutiques, son activité s'étant accrue dans un rapport indéterminé.

Si l'on ingère à hautes doses (4 grammes) de la poudre de racine ou de résine de jalap, il se produit de l'entérite et une superpurgation violente; les selles sont nombreuses et liquides et l'entérite peut se terminer par la mort. Pour Bernatzki les doses mortelles produisent les effets du choléra nostras, sans entérite; la mort serait due à l'épuisement et à l'épaississement du sang. Les accidents ne commencent à se manifester que lorsque le jalap est parvenu dans l'intestin : l'estomac n'éprouve rien. C'est qu'en effet le milieu stomacal est un milieu acide et la résine de jalap est insoluble dans les acides, tandis qu'elle est soluble dans les alcalis, et c'est à la propriété que possède la salive alcaline de dissoudre la résine qu'il faut attribuer la saveur âcre que celle-ci développe dans la bouche.

Les recherches de Bernatzki ont montré que la résine de jalap mise au contact d'une muqueuse humectée de liquide alcalin produit de l'irritation sur celle-ci; or le milieu intestinal a une réaction alcaline, et de plus le jalap arrivé dans le duodénum subit encore l'action de la bile et du liquide pancréatique qui sont également alcalins. Parmi les éléments de la bile, les uns, tels que la taurine, n'ont aucune action dissolvante sur la résine de jalap; les autres, au contraire, taurocholate et glycocholate de soude, la dissolvent parfaitement et provoquent par suite des effets purgatifs. Ceci prouve :

1° Que l'action du jalap se manifeste sur les premières portions de l'intestin, et se continue au contact de la bile déversée en plus grande abondance;

2° Que le contact de la bile favorise singulièrement cette action, et paraît même indispensable, car si l'on a soustrait au contact de la bile de la résine de jalap introduite dans l'intestin grêle ou le gros intestin, on n'obtient aucun effet purgatif.

Prise à doses modérées, *de 30 à 60 centigrammes*, la poudre de jalap produit, au bout de deux ou trois heures, des selles molles sans coliques; à doses plus élevées, *de 1 à 2 grammes*, les selles sont liquides, il peut y avoir des coliques et du ténesme.

En injections intravasculaires on obtient, chez les chiens, des effets purgatifs suivis de mort avec des doses relativement faibles de résine ou de convolvuline; il n'y aurait pas superpurgation. (Soulier, *Traité de Thérapeutique*.)

Le jalap est indiqué dans tous les cas où l'action d'un drastique est jugée nécessaire; il agit mieux que la plupart des autres purgatifs dans les *hydropisies*. C'est un agent précieux, parce qu'il est facile à administrer et cause peu de coliques; son emploi n'est pas suivi de constipation. Le jalap possède aussi des propriétés vermifuges.

POUDRE DE JALAP

La poudre de jalap est d'un gris foncé, d'une odeur spéciale, un peu nauséeuse et d'une saveur très âcre. Elle contient de 16 à 18 pour 100 de résine.

Se prend à la dose *de 50 centigrammes à 2 grammes,* délayée dans du bouillon aux herbes ou mélangée à du miel.

POUDRE DE JALAP COMPOSÉE (*Ph. Esp.*)

Jalap.
Crème de tartre soluble $\Big\}$ *ââ* . . . . . . P. E.
Magnésie calcinée.

À prendre à la dose de 2 à 5 grammes.

RÉSINE DE JALAP

La résine obtenue par le procédé du Codex est brune, légèrement aromatique et d'une saveur âcre; pour l'avoir blanche, il faut la redissoudre dans l'alcool, en présence de charbon animal, filtrer, distiller l'alcool et précipiter par l'eau bouillante le résidu de la distillation.

La résine de jalap est composée de deux principes : la *convolvuline* et la *jalapine*; le pharmacien peut et doit la préparer lui-même, car elle est sujette à un certain nombre de falsifications : addition de colophane, de gayac, de substances inertes.

On s'assurera d'abord de sa solubilité complète dans l'alcool à 90 degrés; on recherchera ensuite la colophane et la résine de gayac de la manière suivante :

Un petit fragment de résine pulvérisée sera agité avec de l'essence de térébenthine rectifiée, et l'on versera sur une feuille de papier quelques gouttes du liquide filtré; si la résine de jalap est pure, il n'y aura pas de tache sur le papier après l'évaporation de l'essence de térébenthine ; s'il y avait un résidu, il pourrait être dû à la colophane.

Sur un peu de résine pulvérisée, on versera de l'acide nitrique ordinaire ; s'il se fait une solution rouge, accompagnée d'effervescence, on pensera à la résine de gayac.

J. Régnault indique deux autres procédés extrêmement sensibles qui lui ont été communiqués par Bouis :

1º Dissoudre la résine dans l'alcool à 90 degrés et ajouter deux ou trois gouttes d'ammoniaque, puis deux ou trois gouttes d'une solution saturée de sulfate de cuivre ; s'il y a de la résine de gayac, il se produira un précipité vert-pomme plus ou moins abondant.

2º Dissoudre la résine dans l'alcool à 90 degrés et ajouter deux ou trois gouttes d'une solution d'acide cyanhydrique, puis deux ou trois gouttes de solution de sulfate de cuivre ; la présence du gayac serait révélée par une coloration bleue.

En tout cas on ne devra pas négliger les essais à l'alcool et à l'essence de térébenthine.

La résine de jalap se prescrit à la dose de 50 à 60 centigrammes ; d'après Bernatzki la *poudre de jalap* purgerait plus que la résine, proportionnellement à la quantité qu'elle contient de cette résine ; la convolvuline pure serait elle-même moins active que la résine, ce qu'il faut attribuer à sa moindre solubilité dans le suc intestinal.

La résine de jalap s'émulsionne difficilement avec les liquides gommeux ; il faut avoir recours à l'émulsion d'amandes ou au jaune d'œuf. On prescrit donc :

ÉMULSION PURGATIVE A LA RÉSINE DE JALAP

Résine de jalap	0,50 centigrammes
Eau distillée	100 grammes
Sirop de fleurs d'oranger.	40 —
Jaune d'œuf nº 1/2.	

A prendre en une fois. On peut ajouter quelques gouttes d'alcoolature de citron.

On obtient également une émulsion parfaite avec la formule de Baratau, qui est toutefois plus compliquée :

POTION PURGATIVE (BARATAU)

    Amandes douces mondées . . . .   N° 8
    Sucre. . . . .   30 grammes
    Eau   100   —

Faire une émulsion. Prendre d'autre part :

    Résine de jalap . . . . . .   0 ,50 centigrammes
    Sucre. . . . .   1 gramme
    Gomme en poudre . . . . .   5 grammes
    Amandes n° 4.

Triturer la résine avec le sucre, épister avec l'amande mondée, jusqu'à extrême division. ajouter la gomme, puis l'émulsion peu à peu.

TEINTURE DE JALAP SIMPLE

    Jalap . . . .   1 partie
    Alcool à 60° . . . .   5 parties

N'est pas employée. Il n'en est pas de même de la *teinture de jalap composée* ou *eau-de-vie allemande*.

TEINTURE DE JALAP COMPOSÉE

    Racine de jalap. . . . .   80 grammes
    Racine de turbith   10   —
    Scammonée d'Alep.   20   —
    Alcool à 60°.   960   —

Faire macérer pendant dix jours. Filtrer.

Se donne à la dose de 10 à 40 grammes, seule ou mélangée à poids égal de sirop de nerprun.

La résine de jalap, grâce à sa saveur supportable, et aux doses faibles auxquelles on la donne, se prête à certaines

formes médicamenteuses qui en rendent l'administration
facile chez les enfants et même chez les grandes personnes, ainsi les biscuits et chocolats purgatifs.

BISCUIT PURGATIF AU JALAP

Résine de jalap. . . . . . .   0,10 centigrammes
Pâte à biscuit Q. S.

Mêlez. Pour un biscuit. De 1 à 2 pour les enfants; de
3 à 5 pour les grandes personnes.

CHOCOLAT PURGATIF DE MONTPELLIER

(Cadet)

Pâte de chocolat. 3ᵉ,50
Poudre de jalap. . . . .   0 ,50
Calomel à la vapeur. . . . .   0 ,20

Mêlez. Pour une pastille. En prendre de 1 à 4.

On associe parfaitement le calomel au jalap; c'est même
là un moyen d'éviter plus sûrement le ptyalisme mercuriel.

Les préparations de jalap sont fréquemment employées
et leur usage est parfaitement justifié. Peut-être y aurait-
il lieu de remplacer la poudre de jalap par la résine; on
aurait ainsi un produit moins complexe et sur l'action
duquel on serait mieux fixé, car on ne sait jamais la quantité de résine que peut contenir un jalap donné; cependant
la richesse des jalaps en résine varie dans des limites
beaucoup moins étendues que celle de la scammonée, et la
substitution serait plus indiquée pour cette dernière.

II. — TURBITH

Il est fourni par les racines de l'*Ipomœa Turpethum*,
convolvulacée originaire des Indes Orientales, de l'Australie

et de la Polynésie, et se présente en morceaux droits ou plus souvent contournés sur eux-mêmes, longs de 15 à 20 centimètres et d'un diamètre variant entre 1 et 5 centimètres; la surface extérieure est d'un jaune fauve cendré, ou rougeâtre et marquée de sillons et points saillants longitudinaux; la racine existe soit tout entière avec le corps du bois, soit réduite à l'écorce et débarrassée de la zone ligneuse. L'aspect de cette écorce varie avec l'âge; jeune, elle est plus mince et présente seulement des larmes de résine; plus âgée, elle devient plus épaisse et renferme des parties ligneuses formant un cercle irrégulier. La résine, qu'il est facile de voir à l'œil nu, se trouve, sous forme de larmes, dans de grandes cellules, situées en nombre considérable dans la zone du cambium; sur une coupe longitudinale les cellules situées bout à bout présentent le même aspect que des cellules résineuses du jalap.

L'odeur du turbith est peu marquée; la saveur, d'abord fade, est nauséeuse. Andouard qui en a fait l'analyse en donne la composition suivante :

Eau	5^{gr},60
Résine	10 ,20
Gomme, albumine	7 ,20
Amidon	12 ,35
Sucre	0 ,50
Ligneux	52 ,77
Sels minéraux	9 ,80
Perte	3 ,64
Total	100 ,06

La matière résineuse se compose d'une faible partie soluble dans l'éther, et d'une partie insoluble à laquelle on a donné le nom de *turpethine*; cette dernière, qui constitue presque entièrement la résine de turbith, est un glucoside; elle prend par l'acide sulfurique une couleur rouge, qui se fonce peu à peu et devient d'un brun noirâtre.

Il ne faut pas confondre le turbith avec le jalap fusiforme; on l'a falsifié avec la racine de *thapsie blanche*; celle-ci est inodore, d'une couleur gris argenté, d'une saveur extrêmement âcre et caustique; cette substitution serait très dangereuse et pourrait provoquer de graves accidents.

La racine de turbith ne s'emploie jamais seule; elle entre dans la composition de l'*eau-de-vie allemande* et du *purgatif Leroy*. Bouchardat donne de celui-ci la formule suivante :

PURGATIF LEROY

Scammonée d'Alep.	64 grammes
Racine de turbith	52 —
Jalap	250 —

Faire digérer pendant vingt-quatre heures au moins les trois substances précédentes dans :

Alcool à 20° Cartier. . . . . . 6 000 grammes

Passer, ajouter le sirop suivant :

Séné. . . . . 250 grammes

Infuser dans eau Q. S. pour obtenir :

Colature. . . . . 1 000 grammes

Faire fondre :

Sucre . . . . 1 250 grammes

Dose : de 1 à 4 cuillerées par jour.

Bouchardat ajoute : « Ce remède drastique peut convenir dans tous les cas où le médecin aura aperçu nettement l'indication des drastiques; mais d'ignorants empiriques en ont tant abusé, que de nombreuses victimes ont succombé par suite de son administration imprudente, et ils ont discrédité cette formule quelquefois utile ». Nous avons donné cette formule parce que l'usage de cette préparation a été

très répandu ; nous ne lui trouvons aucun avantage sur l'eau-
de-vie allemande, qu'il nous semble beaucoup plus simple
d'employer ; d'autant plus qu'en réalité il y a quatre degrés
dans le purgatif Leroy, degrés qui ne diffèrent que par la
proportion des substances actives ; la formule que nous
avons donnée correspond au 2e degré. Nous n'avons pu saisir
la raison scientifique qui a pu faire établir ces degrés, alors
qu'il est si facile d'avoir un médicament unique qu'on
prend à la dose convenable.

III. — SCAMMONÉE

Avant de commencer l'étude de la scammonée, signalons
deux autres convolvulacées purgatives dont il est bon de
connaître le nom, mais qui n'ont aucune application : ce
sont le *méchoacan*, produit par le *Convolvulus Mechoacana*,
et la *soldanelle*, produite par le *Convolvulus soldanella* ; la
résine de cette dernière jouit d'une saveur légèrement aromatique et un peu âcre, ne déterminant ni la constriction
de l'arrière-bouche, ni le crachotement que provoque le
jalap.

La scammonée est produite par le *Convolvulus scammonia*,
qu'on rencontre depuis la Crimée jusqu'à la Syrie, ainsi que
dans la Crète et différentes îles de l'Archipel. Ses racines
qu'on trouve dans le commerce peuvent atteindre un mètre
de longueur ; de couleur fauve ou d'un brun clair, elles
portent des sillons longitudinaux et sont souvent tordues
sur elles-mêmes ; la cassure est fibreuse. Les coupes transversale et longitudinale montrent l'existence de ces grosses
cellules à résine qui caractérisent les racines des convolvulacées, ainsi que des grains d'amidon groupés souvent par
4 ou 5, et des cristaux d'oxalate de chaux.

Le produit employé en pharmacie sous le nom de scammonée n'est pas la racine elle-même, mais un suc lactes-
cent, qu'on extrait de ces racines, au moyen d'incisions et
qui est recueilli dans des coquilles à mesure qu'il s'écoule.
Au lieu de faire des incisions à la racine, on creuse quel-

quefois le sommet de celle-ci en forme de cupule, où le latex s'accumule peu à peu. Pour certains auteurs, on a recours à un procédé différent qui consiste à exprimer tout le suc de la racine et à le soumettre à l'évaporation. Il est facile de concevoir, d'après les différences d'extraction, les différences qui peuvent exister dans l'apparence et les qualités de la scammonée commerciale.

On distingue généralement les scammonées en *scammonée d'Alep* et *scammonée de Smyrne*, la première contenant les produits les plus purs et les plus légers, la seconde les produits les plus denses et les moins estimés. Cette distinction est purement artificielle.

La *scammonée d'Alep* est récoltée en Syrie ; elle se présente sous la forme d'un suc concret, divisé en fragments irréguliers, secs, légers, poreux, très friables, d'un gris foncé à l'extérieur, possédant une cassure noire et brillante ; lorsqu'on frotte cette scammonée avec le doigt mouillé, elle devient laiteuse et blanchâtre ; la saveur est d'abord amère, puis âcre ; sa poudre est grisâtre ; elle donne avec l'alcool une teinture d'un brun pâle ; on indique comme caractère d'une bonne scammonée *l'odeur de brioche* qu'on obtient en frottant un fragment de résine ou en l'échauffant avec l'haleine. C'est la sorte la plus estimée ; on donnait le nom de *scammonée de première goutte* à celle qu'on recueillait dans les cupules creusées au sommet de la racine.

La *scammonée de Smyrne* provient de la même plante que la précédente, mais elle est généralement additionnée de substances étrangères, compacte, peu friable, brun noirâtre à l'extérieur et présentant une cassure terne ; elle est beaucoup moins estimée que la scammonée d'Alep ; son odeur et sa saveur sont également moins prononcées, et elle forme une émulsion d'un gris foncé avec l'eau qu'elle colore plus fortement.

Pour la rendre plus légère, on y a introduit plus de la moitié de son poids d'amidon ; on a même fait des scammonées de toutes pièces, avec des résidus de scammonée, de la craie, de la gomme, de l'amidon et de la résine de pin. Aussi doit-on toujours constater sur les échantillons de scammonée les caractères les plus saillants propres au produit recueilli par incision, à savoir : la transparence, une couleur pâle, jaune brunâtre, la netteté de la cassure, l'émulsion par l'eau et la solubilité à peu près complète dans l'éther.

On a trouvé également dans le commerce un produit qu'on appelait *scammonée de Montpellier* qu'on considère comme fourni par une apocynée du midi de la France, le *Cynanchum Monspeliacum*, et qui, pour Laval, serait fabriqué de toutes pièces en Allemagne ; cette soi-disant scammonée est absolument à rejeter.

Bouillon-Lagrange donne comme composition de la scammonée : *résine* 60 ; *gomme* 5 ; *matière extractive* 2 ; *débris divers* 25.

Baudrimont rapporte le tableau suivant tiré d'autres analyses :

	Scammonée d'Alep	Scammonée de Smyrne
Résine	75,00	29,00
Extrait alcoolique .	6,25	5,00
Extrait gommeux .	5,12	8,00
Matières végétales insolubles. . . .	7,25 ⎰	58,00
Matière terreuse, .	8,58 ⎱	
Total	100,00	100,00

En réalité on a trouvé dans le commerce les qualités de scammonée les plus variables, surtout sous le rapport de la quantité de résine, qui peut aller de 5 à 96 pour 100 ; aussi est-ce avec la plus grande apparence de raison que Régnault, Baudrimont voudraient qu'on ne se servît que de la résine extraite par l'alcool à 90 degrés. En tout cas, on ne devra employer que des scammonées répondant aux conditions suivantes :

1° Solution à peu près complète dans l'alcool à 90 degrés ;

2° Un traitement par l'éther doit donner de 75 à 80 pour 100 de résine ;

3° Il ne doit pas rester plus de 5 pour 100 de cendres après la calcination.

RÉSINE DE SCAMMONÉE

La résine de scammonée peut subir un certain nombre de falsifications ; aussi est-il nécessaire de lui faire subir quelques essais :

1° Si elle a été additionnée de *résine de jalap*, elle ne sera pas entièrement soluble dans l'éther sulfurique ;

2° Si elle a été mélangée de *résine de gayac*, elle prendra une coloration rouge par l'acide azotique ;

3° Si elle a été additionnée de *colophane*, elle laissera percevoir l'odeur de celle-ci par trituration et donnera une coloration rouge par quelques gouttes d'acide sulfurique.

Les proportions de résine contenues dans les scammonées varient tellement qu'il serait bien préférable d'abandonner la poudre de scammonée et de la remplacer par la poudre de résine, celle-ci ayant une composition et des caractères qui renseignent suffisamment sur les effets qu'on est en droit d'en attendre.

La scammonée se donne à l'état de poudre à la dose de 25 centigrammes à 1 gramme ou de poudre de résine à la dose de 40 à 60 centigrammes. Son indication est la même que celle du jalap ; les évacuations ont lieu d'une à quatre heures après l'administration du purgatif ; les premières matières rendues sont dures, les autres liquides de couleur jaune brun.

La scammonée paraît peu cholagogue. On la préfère généralement au jalap, parce qu'elle est aussi efficace que celui-ci, et qu'elle est moins irritante ; l'économie ne semble pas s'y habituer et chez un même malade les mêmes doses, quoique souvent répétées, produisent toujours des effets identiques.

L'administration de la scammonée se fait facilement, dans du pain à chanter, des confitures, du miel, du lait, ou bien sous la forme de biscuit.

La composition de la scammonée étant très variable, il serait préférable d'y substituer complètement la résine : on prescrira la poudre de résine dans les mêmes véhicules que la scammonée elle-même ; on peut également avoir recours à la formule de Plencke.

ÉMULSION DE RÉSINE DE SCAMMONÉE

Résine de scammonée	0,50 centigrammes
Sucre blanc	15 grammes
Lait pur	125 —
Eau de laurier-cerise	5 —

PURGATIFS FOURNIS PAR LA FAMILLE DES EUPHORBIACÉES

HUILE DE CROTON

Cette huile est retirée des graines de *Tilly* produites par le *Croton Tiglium* (*Euphorbiacées*), arbrisseau originaire de l'Hindoustan et des Moluques, qu'on cultive dans les Indes, la Cochinchine et la Chine ; il s'élève à peine à quelques pieds et ses rameaux sont remarquables par la pauvreté de leur feuillage ; les fleurs sont unisexuées, petites, odorantes et réunies en grappes, dont les fleurs mâles occupent le sommet et les fleurs femelles la base ; l'ovaire est à trois loges, contenant chacune un ovule anatrope, et devient alors un fruit tricoque ; la graine contient un albumen considérable à cellules remplies de corpuscules huileux et amylacés et un embryon très petit ; elle porte trois enveloppes : une interne, le *tegmen*, membraneuse et en rapport direct avec l'amande ; une moyenne, le *testa*, noirâtre, dure et cassante ; une extérieure, l'*epitesta*, jaune fauve, fine et délicate, se fendillant et s'enlevant avec facilité.

Les graines de croton sont tantôt jaunâtres, tantôt noirâtres ou présentent à la fois des parties jaunâtres et des parties noirâtres (les premières sont dues à des portions de l'enve-

loppe extérieure qui ont persisté en certains points) ; elles ont
la grosseur de petits haricots, une longueur de 10 à 15 millimètres, une largeur de 7 à 9, une épaisseur de 6 à 8 ; leur
forme est ovale, oblongue, présentant deux faces également
convexes, portant chacune une saillie mousse qui la
subdivise en deux plans ; il en résulte une section transversale presque régulièrement quadrangulaire. La saveur est
nulle à l'extérieur, mais devient âcre et brûlante si l'on
mâche la graine ; elle est due au principe actif que certains auteurs, Tournefort, Hermann et Valmont de Bomare,
considèrent comme localisé dans l'embryon, mais que la
majorité des autres, et en particulier Marchand et Vauthe-
rin, considèrent comme uniformément répandu dans la
graine.

On donne quelquefois à cette graine le nom de *petit
pignon d'Inde*, mais il ne faut pas la confondre avec le véritable *pignon d'Inde* (Curcas purgans), dont il sera parlé plus
loin.

D'après les analyses de Pelletier, Caventou, Brandes, les
graines de croton contiennent de l'*acide crotonique*, des
matières résineuse, *grasse*, *gélatineuse*, de la *crotonine*,
de la *gomme* et de l'*albumine végétale*.

L'acide crotonique est considéré par Pelletier et Caventou comme une des parties actives de l'huile ; c'est un
liquide volatil extrêmement âcre, répondant à la formule

$C^4H^6O^2$ *acide méthacrylique* $CO^2H - C <^{CH^3}_{CH^2}$ correspondant à

l'acide *isobutyrique* et qu'il ne faut pas confondre avec ses
isomères les acides *crotonique* et *isocrotonique* correspondant à l'acide *butyrique*. Brandes admet comme origine
de cet acide crotonique l'oxydation d'un principe volatil,
irritant qui existerait dans la graine ; à l'appui de cette
opinion, Brandes prétend que la liqueur obtenue en distil-
lant les graines de croton est plus acide le lendemain que
le jour de sa préparation, et que ses vapeurs au moment
de la distillation ne sont pas absorbées par une solution de
potasse, ce qui aurait lieu infailliblement si elles étaient
acides ; en tout cas ce prétendu principe n'a pas été isolé.

Pour Bucheim, le principe actif de l'huile de croton est l'acide crotonique qui existerait partie à l'état libre, partie à l'état de corps gras ou glycéride qu'on pourrait appeler crotonoline, et qui serait inactif.

Von Hirscheydt, en traitant l'huile de croton par l'alcool absolu, obtient une *huile acide* renfermant l'acide crotonique et purgative, et une *huile neutre* privée d'acide crotonique et qui, injectée dans le sang, ne produit pas plus d'effet purgatif qu'une graisse quelconque.

Les matières grasses sont formées de corps gras ordinaires et d'une matière brune, soluble dans l'eau et l'alcool et donnant de l'acide crotonique par les acides.

Les matières gommeuse et gélatineuse ne présentent rien de particulier; la résine est molle, brun clair, soluble dans l'alcool, insoluble dans l'eau et l'éther. La crotonine est d'une existence douteuse; Soubeiran la considère comme un sel de magnésie à acide gras.

A propos des matières gélatineuse et albuminoïde contenues dans les semences de croton, Stillmark a fait remarquer qu'il devait y avoir une certaine analogie entre la composition de ces graines et celles de ricin; il pense que les semences de croton contiennent également de la *ricine*.

Une partie seulement de ces principes entre en dissolution dans l'huile de croton : l'acide crotonique, les matières grasses et la résine; c'est à eux qu'est due l'activité de cette huile. Celle-ci doit avoir une couleur jaunâtre avec des reflets bleuâtres, une odeur désagréable, une saveur âcre et caustique qui prend à la bouche; sa densité est 0,920; elle doit se dissoudre entièrement dans l'éther à 62 degrés et l'alcool à 90 degrés; l'alcool absolu n'en dissout que 1/50 de son volume; on la falsifie soit avec de l'huile de ricin qu'on reconnaîtra à sa facile dissolution dans l'alcool à 95 degrés, soit avec des huiles fixes insolubles dans l'alcool absolu et qu'on reconnaîtra à cette insolubilité même.

On a contrefait l'huile de croton avec des mélanges d'huiles de ricin et d'épurge; un tel mélange dissous dans l'alcool donne un liquide blanchissant par l'eau.

A l'intérieur, administrée par la bouche, à la dose de une à trois gouttes mêlées à une autre huile, elle produit d'abord une sensation cuisante et désagréable à la bouche et au pharynx ; la soif est intense, les lèvres, les muqueuses buccales deviennent rouges et luisantes ; les papilles de la langue, qui est elle-même très rouge, sont irisées, et cet organe semble quelquefois comme dépouillé de son épithélium. Ces accidents ne se manifestent pas si l'huile de croton a été prise en pilules convenablement enrobées.

Pour Bucheim, l'action de l'huile sur la partie supérieure du tube digestif serait due à l'acide crotonique libre ; à partir du duodénum elle serait due à l'acide crotonique mis en liberté, sous l'influence du suc pancréatique sur la crotonoline. Cet acide agirait alors d'autant mieux qu'il serait à l'état naissant.

L'huile de croton détermine peu de douleur à l'estomac et provoque rarement les vomissements ; mais elle agit sur l'intestin comme un drastique énergique et produit des coliques accompagnées de selles liquides et abondantes ; l'effet purgatif est moindre si l'huile a été administrée par la voie rectale ; elle produit néanmoins alors quelques garde-robes avec cuisson très vive à l'anus et à la partie inférieure du rectum.

L'action irritante de l'huile de croton administrée comme purgatif peut se faire sentir aux voies urinaires et l'on constate chez quelques malades de la polyurie et de la dysurie.

De plus, d'après Lassar, elle pourrait être absorbée et, en s'éliminant par l'urine, produire une néphrite albuminurique.

C'est un purgatif énergique qu'il faut réserver pour les cas où il est nécessaire et difficile d'obtenir l'évacuation : la colique de plomb, l'obstruction de l'intestin par des corps étrangers et des matières fécales durcies que les autres purgatifs n'ont pu expulser, dans quelques cas de volvulus. Elle se donne à la dose de une à trois gouttes. Le mode d'administration le meilleur paraît être la forme pilulaire, qui évite le contact de l'huile avec la première partie du tube digestif ; le mélange à l'huile de ricin donne également de bons résultats. On pourra prescrire :

Huile de croton. . . . . 1 ou 2 gouttes
Huile de ricin. . . . . 50 grammes

On a donné le nom d'huile de ricin artificielle au mélange suivant :

HUILE DE RICIN ARTIFICIELLE

(Hufeland)

Huile de pavot. . . . . 50 grammes
Huile de croton. . . . . 1 goutte

C'est ici que la forme capsulaire pourrait être employée ; on pourrait par exemple diluer une goutte d'huile de croton dans 5 grammes d'huile de ricin et faire cinq capsules contenant chacune 1 gramme d'huile, soit un cinquième de goutte de croton ; de telles capsules pourraient être données à la dose de 10, une toutes les heures, dans l'occlusion intestinale.

Si l'on formule des pilules, il ne faut jamais que celles-ci renferment plus d'une goutte ; on prescrira :

Huile de croton . . . . 2 gouttes
Miel blanc
Poudre de guimauve } . . . . . Q. S.

Pour 4 pilules argentées ou toluinées ; à prendre en 1 ou 2 fois.

On peut émulsionner l'huile de croton dans un looch suivant la formule suivante :

Looch blanc. . . . . 120 grammes
Huile de croton. . . . . 1 à 2 gouttes

A prendre par cuillerées à bouche d'heure en heure.

Les pastilles de croton ne paraissent pas une préparation bien recommandable, et on les remplacera toujours avantageusement par des pilules qu'on aura formulées.

Quand on administrera l'huile de croton par la voie rectale, la dose sera portée à 3 ou 5 gouttes.

LAVEMENT A L'HUILE DE CROTON

```
Huile de croton . . . . . . . .   3 gouttes
Jaune d'œuf . . . . . . . . . .   n° 1
Eau . . . . . . . . . . . . . .   500 grammes
```

L'huile de croton est un médicament qu'il convient d'administrer à l'intérieur, avec de grandes précautions ; on évitera les doses trop fortes ou trop longtemps répétées. Dans le cas où son ingestion aurait produit une inflammation vive des premières voies digestives on administrerait des boissons émollientes ; en cas d'empoisonnement on fera vomir, s'il en est temps encore, à l'aide d'injections hypodermiques d'une solution d'apomorphine ; la soif sera calmée par des boissons mucilagineuses, les coliques par des lavements d'eau de guimauve additionnée de quelques gouttes de laudanum ; l'état adynamique sera combattu par des boissons chaudes et alcooliques.

PIGNONS D'INDE

Les pignons d'Inde sont les semences du *Jatropha Curcas* ou *Médicinier*, qui contiennent une huile drastique, beaucoup moins énergique que l'huile de croton ; il en faut dix à quinze gouttes pour purger et elle ne rougit pas la peau. Ses semences sont semblables à celles du ricin, mais noirâtres et de dimensions plus considérables : elles ont environ 18 millimètres de longueur, 11 de largeur et 9 d'épaisseur. L'huile de Médicinier n'est pas usitée.

Nous avons vu, il y a quelques années, plusieurs enfants à

qui l'on avait donné des pignons doux et qui en avaient
mangé un certain nombre sans qu'il en soit résulté d'accidents bien graves.

HUILE D'ÉPURGE

Cette huile est retirée des semences d'*épurge, Euphor-
bia Lathyris*; elle est environ dix fois moins active que
l'huile de croton et n'est pas employée.

Les semences d'épurge sont caronculées, comme celles
du ricin ; mais elles sont plus petites, réticulées à la surface, de couleur brunâtre ou gris bleuâtre.

MERCURIALE .

On rencontre communément en France deux espèces de
mercuriale, toutes deux de la famille des Euphorbiacées :
la *mercuriale vivace (Mercurialis perennis)* et la *mercuriale annuelle (Mercurialis annua)* ou *foirole*, qui est seule
employée.

La mercuriale annuelle ou officinale se trouve dans les
lieux cultivés et on la récolte entière, au moment de la
floraison. Plante herbacée de 20 à 50 centimètres de hauteur, elle porte des feuilles opposées, d'un vert pâle, pétiolées, ovales, lancéolées, crènelées et finement ciliées
sur le bord, glabres sur les faces.

La mercuriale est dioïque ; la plante mâle porte de longues inflorescences à l'aisselle des feuilles supérieures ; la
plante femelle montre simplement des fleurs solitaires ou
isolées presque sessiles à l'aisselle des feuilles. Le fruit est
généralement formé par la réunion de deux coques mo-
nospermes.

Feneulle attribue à la mercuriale la composition suivante : *principe amer* (mercurialine), *gomme, albumine,
matière grasse*, une *faible quantité d'huile volatile, quelques sels.* Le suc de la mercuriale contiendrait en petite

quantité le principe colorant très abondant dans la *maurelle* ou *tournesol* (Croton tinctorium).

Le principe amer est amorphe, jaunâtre, soluble dans l'eau et l'alcool, et possède une faible action purgative; la solution aqueuse précipite, par le sous-acétate de plomb, le chlorure mercurique et l'infusion de noix de galle.

La *mercuriale vivace* ne doit pas être substituée à la précédente, car elle se rapproche des euphorbes et pourrait provoquer des accidents; elle est drastique et dangereuse.

La mercuriale s'emploie rarement seule : 20 grammes par litre en décoction, pour lavement. On emploie généralement le miel de mercuriale. Celui-ci se préparait autrefois avec le sucre de la plante non dépuré; le Codex le fait préparer à présent par infusion.

LAVEMENT PURGATIF AU MIEL DE MERCURIALE

Miel de mercuriale . . . . 100 grammes
Eau tiède . . . . 400 —

Citons, à propos des Euphorbiacées, l'*anda assa*, dont on tire une huile, purgative à doses trois ou quatre fois moindres que l'huile de ricin, ainsi que la *johanésine*, dont le sulfate et le chlorhydrate, dépourvus de toxicité, sont diurétiques à la dose de 1 gramme.

PURGATIFS FOURNIS PAR LA FAMILLE DES CUCURBITACÉES

COLOQUINTE

On a employé autrefois comme purgatif le fruit (péponide) de la *coloquinte* (*Cucumis colocynthis*, Cucurbitacées). C'est une plante originaire de l'Asie Mineure, des îles de l'Archipel grec, et de presque toutes les parties arides de l'Afrique; elle est cultivée en Espagne et c'est surtout de ce pays et des îles grecques qu'elle nous arrive, après avoir été desséchée et privée de son enveloppe extérieure.

Elle est alors de la grosseur d'une petite orange, très légère, grâce à l'état spongieux de son tissu blanc ; elle est divisée intérieurement en trois secteurs représentant chacun un carpelle ; ces secteurs, réunis par leur partie périphérique, sont partagés par une cloison en deux compartiments remplis d'une substance spongieuse, d'une amertume extrême, au milieu de laquelle on trouve un grand nombre de graines blanches, obovales, à bords arrondis mais non épaissis en bourrelets ; on trouve dans ces graines un embryon charnu et huileux recouvert d'un épisperme cartilagineux.

Les sortes commerciales de coloquintes ont été ainsi divisées :

1° La *coloquinte d'Égypte*, deux fois plus grosse que les autres ; très légère et présentant une grande cavité intérieure ; le nombre des graines est faible.

2° La *coloquinte de Chypre* présente un diamètre de 2 centimètres ; plus dense et plus blanche que la précédente ; le nombre des graines est également plus considérable.

3° La *coloquinte de Syrie* n'a pas été débarrassée de son écorce extérieure jaunâtre ; la partie spongieuse est blanche, le nombre des graines assez considérable.

C'est la partie charnue ou mieux cellulovasculaire dont on a fait usage comme drastique. Ce parenchyme paraît avoir la composition suivante :

Huile grasse, principes résineux, colocynthine, matières extractives et *gommeuses, acide pectique, sels.*

La *colocynthine* est le principe amer de la coloquinte ; elle a été étudiée par Braconnot et par Herbeyer ; elle est unie dans le fruit à des matières qui altèrent sa pureté et compliquent son extraction.

La colocynthine est une substance amorphe, rougeâtre en masses, jaune en poudre, translucide et d'une amertume extrême ; elle est très soluble dans l'eau, l'alcool et l'éther ; elle est azotée, d'après Braconnot, et n'est précipitée ni par les alcalis, ni par le tanin. C'est un glucoside que les acides étendus dédoublent en glucose et *colocynthéine*; on trouverait à côté d'elle, dans la plante, un autre principe cristallisable, soluble dans l'éther, auquel on a donné le nom de *colocynthitine*.

C'est un drastique puissant : le seul fait de la triturer peut provoquer des effets purgatifs, grâce aux particules de poudre qui pénètrent dans les voies respiratoires. Les vapeurs qui se dégagent de son infusion pourraient même, a dit Janssen, produire des accidents toxiques. L'action purgative peut s'exercer à la suite d'injection intra-veineuse; on a même dit qu'il pouvait y avoir purgation à la suite d'application de la teinture alcoolique sur la peau.

Il ne serait pas nécessaire d'après cela d'administrer la coloquinte par la voie gastro-intestinale ; et l'on éviterait même ainsi les coliques, les nausées et les vomissements.

Prise par la bouche à la dose de *dix à vingt-cinq centi-grammes*, elle purge sans douleur; les selles sont liquides et produites vraisemblablement par une excitation, d'origine nerveuse, des mouvements péristaltiques de l'intestin; à dose un peu plus élevée, des coliques apparaissent et les selles deviennent muqueuses.

Si l'on a porté la dose à 3 ou 4 grammes, on voit apparaître les symptômes de l'empoisonnement : entérite violente, selles sanguinolentes, crampes dans les mollets. On a eu malheureusement à enregistrer des accidents mortels, dans des cas où des empiriques avaient fait prendre de ces doses exagérées pour guérir des blennorrhagies.

La coloquinte est un hydragogue; ses propriétés purgatives paraissent dues à une influence sur le système nerveux qui provoquerait alors l'exagération de la péristalse intestinale.

Peut-être cependant ne faut-il pas lui refuser une action de contact, et Schmiedeberg rappelant la cathartine suppose qu'il faut attribuer une certaine partie de l'action purgative aux substances colloïdes qui accompagnent la colocynthine et la rendent plus active en assurant son trajet dans l'intestin et en empêchant son absorption. La coloquinte produirait en outre quelques effets diurétiques.

Les évacuations séreuses que provoque la coloquinte l'ont fait employer dans les hydropisies ; on y a renoncé à la suite des douleurs qu'elle produit et des congestions qu'elle peut amener du côté des organes génitaux ; chez les femmes, elle peut être cause de fluxions utérines suivies d'avortement. Ses propriétés drastiques et diurétiques sembleraient plutôt l'indiquer dans la goutte et le rhumatisme. On peut aussi l'employer, à doses faibles, contre la constipation.

Prise en poudre, à la dose de *trente* à *cinquante centigrammes*, la coloquinte détermine des coliques intenses, et les selles peuvent être sanguinolentes ; cette inflammation de l'estomac et de l'intestin l'a fait employer chez les sujets paralysés à la suite d'hémorragies cérébrales ; c'est également cette action inflammatoire, qu'on pensait transporter de l'urèthre sur la muqueuse intestinale, qui l'a fait employer dans la blennorrhagie : son administration à doses trop élevées a produit dans ce dernier cas un certain nombre d'accidents.

POUDRE DE COLOQUINTE

De *trente centigrammes* à *un gramme* comme drastique.

VIN DE COLOQUINTE

Coloquinte.	5 grammes
Vin de Malaga.	150 —

Faire macérer pendant quatre jours, passer. Une cuillerée toutes les heures jusqu'à effet purgatif.

On a donné la formule suivante de la liqueur Laville, si souvent employée contre la goutte :

LIQUEUR CONTRE LA GOUTTE

(Laville)

      Vin de Malaga. . . . . 800 grammes
      Alcool pur 100   —
      Extrait alcoolique de coloquinte.   10   —
      Quinium   15   —

F. S. A. — De 2 à 15 grammes dans un demi-verre d'eau sucrée.

EXTRAIT DE COLOQUINTE

Cet extrait se donnera à la dose de *dix* à *trente centigrammes*; il pourra surtout entrer dans des pilules :

PILULES DE COLOQUINTE COMPOSÉES

(Trousseau)

      Extrait de coloquinte)
      Aloès   } *ãã*. 1 gramme
      Gomme-gutte   )
      Extrait de jusquiame . . . 0,25 centigrammes

Pour 20 pilules, 1 à prendre le soir.

On trouve également au Codex une formule de *pilules de coloquinte composées*, qui est une modification de la formule des *pilules cathartiques*, de *Rudius*, etc.

PILULES DE COLOQUINTE COMPOSÉES

(du Codex)

Aloès.	0,50	centigrammes
Poudre de coloquinte. . .	0,50	—
Poudre de scammonée . .	0,50	—
Essence de girofles. . . .	0,01	—
Miel. Q. S.		

Pour 10 pilules.

La *colocynthine* se donnerait en pilules de *deux à cinq centigrammes*, ou par la voie hypodermique à la dose de *un à trois centigrammes*.

En somme la coloquinte est un drastique violent, un hydragogue assez peu employé, dont on pourrait, dans certains cas, utiliser l'action inflammatoire sur l'intestin ; on le prescrirait aux goutteux, aux hydropiques, aux sujets prédisposés aux congestions.

CONCOMBRE SAUVAGE

Le *concombre sauvage, concombre d'âne*, a joui d'une certaine vogue comme drastique et il est encore journellement employé en Angleterre. C'est le fruit de l'*Ecbalium agreste (Momordica elaterium* Linné), plante qu'on trouve dans les lieux incultes du sud de l'Europe. Il passe du vert au jaune au moment de la maturité, et est tout hérissé de poils rudes ; il est oblong ou elliptique, avec une longueur de 4 à 8 centimètres, une largeur de 2 à 3.

Ce fruit charnu, à trois loges, contient un suc amer et un certain nombre de graines ; c'est le suc épaissi que l'on trouve généralement dans les pharmacies ; desséché naturellement, il donne l'*élatérium blanc* ; avec le concours de la chaleur, il donne l'*élatérium noir* ; on attribue ses propriétés à l'*élatérine*, anhydride de l'*acide élatérinique* qui entrerait dans sa composition dans la proportion de 40 pour 100.

Le suc d'élatérium contiendrait en outre une *matière amylacée*, des *principes extractifs non purgatifs*, de l'*albumine végétale* et des sels.

L'*élatérine*, isolée par Morrus, cristallise en prismes rhomboïdaux; insoluble dans l'eau, elle est soluble dans l'alcool et l'éther; sa saveur est amère et styptique; à petites doses, elle produit des nausées, des vomissements et des selles liquides.

L'irritation intestinale provoquée par l'élatérium indique son emploi dans les mêmes cas que la coloquinte. On peut faire usage de l'extrait ou de l'élatérine. Celle-ci se donne à la dose de *trois milligrammes* à *trois centigrammes*; elle n'aurait d'action purgative qu'autant qu'elle a subi le contact de la bile.

On obtiendrait de meilleurs effets avec la décoction de racine qu'avec l'extrait.

DÉCOCTION DE RACINE D'ÉLATÉRIUM

Racine sèche d'élatérium . . .	45 grammes
Eau.	1500 —

Réduire à 750 grammes par l'ébullition. Passer. A prendre en trois fois dans la journée.

TEINTURE D'ÉLATÉRINE

Élatérine.	0,05 centigrammes
Alcool	50 grammes
Acide nitrique	0,20 centigrammes

F. S. A. En prendre de 30 à 40 gouttes, comme drastique, dans un demi-verre d'eau sucrée.

POUDRE COMPOSÉE D'ÉLATÉRINE

(Bright)

Élatérine. . . . .   0,20 centigrammes
Crème de tartre soluble.   40 grammes

M. S. A. et diviser en 60 paquets. En prendre un toutes les deux ou trois heures, suivant l'effet.

Cette poudre a été conseillée dans la maladie de Bright ; elle amène des selles liquides et abondantes, ne s'accompagnant pas de douleurs ou de coliques.

On doit apporter à l'usage des préparations d'élatérium les réserves qui conviennent à l'emploi de la coloquinte et de la bryone ; elle présente les mêmes contre-indications, et il faut se rappeler que les fruits peuvent présenter une grande différence dans leur action, suivant l'époque à laquelle ils ont été récoltés.

BRYONE

La bryone, appelée vulgairement *couleuvrée, vigne blanche, navet du diable,* et qui est quelquefois utilisée comme purgatif, est la racine de *Bryonia dioica,* plante très commune dans les haies, grimpant le long des arbres à l'aide de ses vrilles et dont les tiges sarmenteuses portent des feuilles palmées et des fleurs d'un vert blanchâtre ; les fruits sont de petites baies de la grosseur d'un pois, rouges au moment de la maturité. La racine, qui est la seule partie employée, est pivotante, charnue, blanche à l'intérieur, jaunâtre à l'extérieur ; ses dimensions sont très variables et peuvent devenir considérables ; nous en avons vu pesant plusieurs kilogrammes. La saveur est amère, nauséeuse et désagréable ; on la trouve dans les pharmacies sous forme de rondelles sèches dont les faces présentent des stries concentriques traversées par des rayons se dirigeant du centre à la périphérie.

La *bryone noire*, *vigne noire*, qui jouit des mêmes propriétés que la précédente, est fournie par la *Bryonia alba* ; l'intérieur de cette racine est plus jaune et l'extérieur plus brunâtre et plus rugueux que les parties correspondantes de la bryone dioïque.

On a attribué les propriétés amères et drastiques de la bryone à un principe isolé par Dulong, qui lui donna le nom de *bryonine*, qui, pour Walz, serait en réalité formé par deux corps non azotés : la *bryonitine*, cristallisable et soluble dans l'eau, et la *bryonine*, amorphe, susceptible de se dédoubler par ébullition avec les acides étendus en glucose, et deux substances résinoïdes : la *bryorétine*, soluble dans l'éther, et l'*hydrobryorétine*, insoluble dans l'éther, mais soluble dans l'alcool. On trouverait également dans la racine de bryone une substance azotée cristallisable, nommée *bryoïcine*.

La bryone est un purgatif drastique populaire ; dans quelques contrées, les paysans creusent au printemps une petite cavité au sommet de la racine et prennent pour se purger une cuillerée du liquide qui s'accumule dans cette cavité et qu'ils appellent *eau de bryone*. A dose médicamenteuse, elle agit comme drastique, mais à trop haute dose c'est un poison irritant ; on l'a vantée dans l'hydropisie, la pneumonie bilieuse, les paralysies atoniques ; nous ne lui connaissons aucun avantage sur les drastiques usuels, qui ont en outre le mérite d'avoir été mieux étudiés ; nous ne pensons donc pas que son usage soit à recommander.

Tel n'est pas l'avis de Huchard, qui voudrait voir la bryone plus souvent employée ; il la conseille contre la coqueluche, les affections fébriles et les phlegmasies de l'appareil respiratoire, seule ou associée à la teinture de drosera.

Pour Petresco, la bryone serait hémostatique et à recommander contre les hémorragies : hémoptysies, hématémèses, métrorragies.

Cazenave de la Roche lui attribue une action élective sur le tissu musculaire et les séreuses en général ; c'est grâce à l'hyperhémie substitutive dont elle est cause qu'elle réussirait dans le traitement des phlegmasies des séreuses articulaires et splanchniques.

POUDRE DE BRYONE

On la donnera à la dose de 1 à 3 grammes, sous forme pilulaire.

ALCOOLATURE DE BRYONE

Elle se prépare comme les autres alcoolatures, en faisant macérer pendant 10 jours parties égales de racine fraîche de bryone et d'alcool à 90°.

On la donne à la dose de 2 à 4 grammes.

BRYONINE

Elle se donne à la dose de 0 gr. 01 à 0 gr. 02.

GOMME-GUTTE

On a donné ce nom à un certain nombre de gommes qu'on trouve dans le commerce et dont la principale et la plus usitée est la *gomme-gutte de Siam*, produite par le *Garcinia morella*, famille des Guttifères. Le Codex la mentionne sous la rubrique : *gomme-résine du Garcinia Hanburii* (Clusiacées).

Le *Garcinia morella* pousse spontanément au Cambodge : aux mois de février et mars on fait avec une hache des incisions aux grosses branches et au tronc et l'on introduit dans la blessure, entre l'écorce et le bois, des entre-nœuds de bambou qu'on enlève au bout de quelques jours avec le suc qui s'y est porté, et qu'on introduit dans une nouvelle incision, jusqu'à ce qu'ils soient remplis de suc ; on les soumet alors à l'action de la chaleur, pour hâter la vaporisation de l'eau, et on en retire la gomme-gutte, une fois sèche, sous forme cylindrique, qui lui a valu le nom de *gomme-gutte en canons*.

Ces cylindres ont environ 20 centimètres de long et un diamètre de 4 à 6 centimètres ; leur surface latérale porte la trace des stries intérieures du bambou ; leur couleur est d'un beau jaune orangé, très homogène ; la cassure est conchoïdale et unie ; l'eau prend à leur contact une belle couleur jaune ; la saveur est d'abord peu prononcée, mais laisse un arrière-goût très âcre.

On trouve dans le commerce des gommes-guttes de Siam de qualité inférieure : ainsi la *gomme-gutte en gâteaux* ou en *masses*. Celle-ci n'est plus cylindrique, mais en masses irrégulières plus ou moins considérables ; *elle ne donne pas avec l'eau d'émulsion homogène et la solution aqueuse contient une certaine quantité d'amidon que l'on peut déceler au moyen de l'iode*; la cassure est esquilleuse au lieu d'être unie comme dans la gomme en canons.

Le *Garcinia morella*, variété *pedicellata*, qui fournit les espèces précédentes, est limité au Cambodge ; mais on trouve dans d'autres régions d'autres variétés de *Garcinia morella*; ainsi à Ceylan on récolte une gomme-gutte appelée *gomme-gutte de Ceylan*, produite par le *Cambogia zeylanica* ; elle découle de l'arbre par incisions et se concrète sur le tronc, sous forme de larmes qu'on réunit ensuite. Sa couleur est moins belle que celle de la gomme en canons, et elle s'émulsionne moins facilement avec l'eau ; elle ne contient pas d'amidon.

A Mysore on récolte sur le *Garcinia pictoria* une gomme-gutte de qualité également défectueuse, appelée *gomme-gutte de Mysore*.

L'analyse de la gomme-gutte a été faite par Braconnot, Christison, Gigon. La gomme en canons paraît contenir de 20 à 25 parties de gomme et de 75 à 80 parties de résine.

Pour Christison la gomme en canons renferme de 71 à 74 de résine jaune, insipide et inodore, de 21 à 24 de matières gommeuses solubles dans l'eau, et 5 parties d'eau.

La résine est le principe actif de la gomme-gutte ; on lui a donné aussi le nom d'*acide cambogique* et Buchner lui a assigné une formule chimique qui n'est pas démontrée ; elle est si intimement unie à la partie gommeuse, que l'alcool ne suffit pas à les séparer, et qu'il faut recourir à l'éther. Cette résine est rouge hyacinthe en masses et jaune en poudre, soluble dans l'éther, moins dans l'alcool absolu ; elle se dissout également dans l'ammoniaque et les lessives alcalines faibles d'où elle est précipitée par la potasse concentrée, le carbonate de potasse et le chlorure de sodium.

La matière gommeuse se transformerait facilement, suivant Buchner, en principe sucré sous l'influence des acides minéraux étendus ; elle a été considérée comme de l'*arabine*, mais en diffère certainement, car elle n'est précipitée de ses dissolutions ni par l'acétate de plomb ni par le perchlorure de fer.

On ne doit avoir recours pour l'usage médical qu'à la gomme en canons ; on s'assurera de son identité par les caractères qui ont été donnés plus haut ; on ne doit pas y trouver d'amidon, ni d'autres impuretés : cailloux, débris végétaux, etc.

La gomme-gutte est un purgatif drastique, produisant, à la dose de 10 à 20 centigrammes, l'augmentation des sécrétions intestinales et des selles séreuses ; si la dose est plus forte, le tube digestif est violemment irrité ; il survient une gastro-entérite aiguë qui peut devenir mortelle. Elle peut provoquer des nausées et des vomissements, qu'on attribue à sa solubilité dans le suc gastrique et qu'on éviterait assez bien en l'associant à des stimulants aromatiques. Comme l'aloès, et peut-être même à un degré plus élevé, elle amène la congestion des organes pelviens. On la prescrira donc lorsqu'on désirera obtenir ce dernier effet, ou lorsque, chez les sujets torpides, on voudra produire une purgation énergique ; comme agent puissant de révulsion et de dérivation, la gomme-gutte facilite la résolution des épanchements séreux et rend des services dans les congestions de l'encéphale.

Les selles provoquées par la gomme-gutte sont peut-être

un peu moins liquides que celles que l'on obtient avec les
autres drastiques ; elles ne contiendraient pas de bile,
aussi ne range-t-on pas la gomme-gutte dans les cholagogues.

L'acide cambogique ne deviendrait actif que dans l'intestin, au contact des graisses et surtout de la bile, d'après
Bucheim ; il serait de plus, pour Christison, moins actif
que la même quantité de gomme-gutte ; Bucheim explique
ce fait en admettant que la gomme, dans la gomme-gutte,
facilite l'émulsion de la résine, et, en vertu de ses propriétés
colloïdales, empêche son absorption et favorise sa pro-
gression dans le tube intestinal. On se rappelle ce que nous
avons dit, dans les généralités, sur la théorie de Bucheim
et de Schmiedeberg.

La gomme-gutte n'est jamais donnée seule ; on l'associe
toujours à un autre purgatif ; la forme pilulaire est celle
qui convient le mieux à son administration. Il est bon de la
diluer suffisamment dans les préparations où elle entre,
pour empêcher l'irritation locale qu'elle pourrait amener
dans l'intestin.

La dose sera de 10 à 30 *centigrammes* ; on a pu la porter
à 1 *gramme* et même à 1 *gr.* 50, mais ces dernières doses
ne doivent être prescrites que dans des cas très rares,
d'hydropisie ou d'apoplexie, lorsque l'intestin a perdu la
plus grande partie de son excitabilité.

La gomme-gutte entre dans la composition des pilules
de Bontius :

PILULES HYDRAGOGUES

Aloès	10 grammes	
Gomme-gutte	10	—
Gomme ammoniaque	10	—
Vinaigre blanc. Q. S.		

Diviser la masse obtenue en pilules de 20 centigrammes
dont on prendra de 3 à 6 par jour.

Ces pilules eurent une grande vogue lorsque la gomme-gutte fut apportée en Europe, par l'amiral hollandais Van Neck, au commencement du xvii⁰ siècle; Bontius qui étudia la gomme-gutte cliniquement donna cette formule, sur laquelle nous avons donné notre appréciation ailleurs.

La gomme-gutte fait également partie des *pilules d'Anderson*, dont on trouvera la formule ailleurs.

Si l'on ne veut associer aucun purgatif à la gomme-gutte, on peut avoir recours à la formule suivante, mentionnée dans le formulaire de Bouchardat :

PILULES DE GOMME-GUTTE

Gomme-gutte . . . . 0,50 centigrammes
Cannelle ⎱ áá 0,20   —
Gingembre ⎰
Miel. Q. S.

F. S. A. 6 pilules. A prendre tous les quarts d'heure jusqu'à effet purgatif.

Les indications de la gomme-gutte sont donc les mêmes que pour les drastiques énergiques; il en est de même de ses contre-indications. On évitera son emploi chez les gens dont l'intestin est susceptible, ou qui sont porteurs d'hémorroïdes, chez les femmes enceintes....

ELLÉBORE NOIR

L'*ellébore noir* n'occupe plus de nos jours qu'une place bien mince dans la thérapeutique, après avoir joui d'une certaine vogue comme vomitif et comme purgatif dans le traitement de la manie. C'est la partie souterraine de l'*Helleborus niger*, plante de la famille des Renonculacées, qu'on trouve dans les parties méridionales de l'Europe et qui est cultivée dans nos jardins sous le nom de *rose de Noël*.

Le rhizome est en fragments de 3 à 6 millimètres de diamètre, et d'une longueur de 2 à 4 centimètres, simples à la partie inférieure, divisés vers le haut en rameaux presque aussi épais ; la surface extérieure est marquée de cicatrices annulaires et porte un grand nombre de petites tubérosités, bases des racines adventives qui se sont détachées pendant la dessiccation.

La racine d'ellébore est douée d'une saveur amère et âcre ; son odeur est presque nulle ; brun noirâtre à l'extérieur, elle est blanche et charnue intérieurement.

L'analyse de la racine d'ellébore noir a été faite par Gmelin, Riegel, puis Feneulle et Capron ; ceux-ci lui attribuent comme composition : *huile volatile, huile grasse, acide volatil, cire, principe amer, muqueux, albumine, gallates de potasse* et *de chaux, elleborine.*

L'*elleborine* est une matière cristallisée, qui a été isolée et étudiée par Bastick ; elle possède une saveur désagréable et mordicante, se dissout bien dans l'alcool, mal dans l'eau et dans l'éther.

Ce serait un glucoside susceptible de se dédoubler par ébullition avec les acides étendus en glucose et *elléborésine.* Son action serait simplement narcotique et anodine et les propriétés purgatives devraient être attribuées à un autre glucoside qu'on trouve également dans les *Helleborus niger* et *viridis*, qu'on a nommé *elléboréine* et qui a été préconisé aussi comme médicament cardiaque.

L'*elléboréine* aurait pour formule $C^{26}H^{38}O^{15}$; elle est très soluble dans l'eau ; en application locale, elle irrite fortement les muqueuses ; administrée à l'intérieur elle produit une irritation analogue sur la muqueuse gastro-intestinale et provoque des vomissements et des selles profuses. Elle pourrait être rapprochée de la convallamarine par son action sur le cœur, et présente, sur la digitale, d'après Schmiedeberg, l'avantage de ne pas s'accumuler dans l'organisme ; en effet, pour avoir une action thérapeutique, elle doit être donnée à la dose de 10 à 15 centigrammes par jour, et alors elle est diurétique et s'élimine par conséquent d'elle-même ; elle peut aussi causer la diarrhée, sans être diurétique. Elle ralentit le cœur et paraît élever la pression artérielle, en provoquant la contraction des artérioles périphériques. On la prescrit en pilules de 1 à 2 *centi-grammes*, dont on prend de 4 à 5 par jour.

L'ellébore noir n'entre que dans une préparation pharmaceutique, les *pilules de Bacher*, que le Codex de 1866 a supprimées, avec quelque raison.

ELLÉBORE VERT

Les rhizomes de l'ellébore noir sont souvent mélangés d'autres rhizomes qu'il est parfois difficile de distinguer : telles sont les souches souterraines de l'*Helleborus viridis*, de l'*Adonis vernalis*, de l'*Actæa spicata*.

Les rhizomes des *Helleborus viridis* et *niger*, tels qu'on les trouve dans les droguiers, se ressemblent beaucoup ; cependant le premier a une écorce plus épaisse, une saveur amère plus intense et plus persistante ; la couleur brun noirâtre de la surface n'appartient pas à la seule couche extérieure des cellules, mais pénètre plus profondément ; les racines adventives sont plus longues et peuvent porter des ramifications beaucoup plus grosses. On le voit, les différences sont assez faibles ; mais l'embarras disparaît lorsque le rhizome est accompagné des feuilles radicales ; les folioles de l'*Helleborus niger* sont épaisses et coriaces, avec quelques dents écartées sur les deux tiers supérieurs de leurs bords, le tiers inférieur n'en portant aucune, tandis que les folioles de l'*Helleborus viridis* sont papyracées après la dessiccation et dentées jusque près de la base.

HELLEBORUS ORIENTALIS

C'est cette renonculacée, qu'on n'emploie plus aujourd'hui, qui a fait la renommée des ellébores ; elle était, dit-on, beaucoup plus active ; et l'on sait l'usage qu'en ont fait les médecins de l'antiquité, qui lui attribuaient la propriété de guérir la folie ; elle croît dans la Thessalie et les îles de la mer Égée.

CHAPITRE IX

Les purgatifs cholagogues sont les purgatifs qui provoquent des selles dans lesquelles la proportion de bile est augmentée. Cet effet peut être produit de deux manières : ou bien le médicament est *bilioexcréteur* et favorise ou provoque l'expulsion de la bile déjà formée, ou bien il est *biliosécréteur*, c'est-à-dire qu'il excite l'appareil de sécrétion lui-même, cellule hépatique ou nerfs sécréteurs. Dans le premier cas rentre le calomel, dans le second les purgatifs cholagogues végétaux.

En réalité la question des cholagogues est loin d'être tranchée ; les tableaux de Rutherfort diffèrent de ceux de Prévost et Binet.

Rutherfort et Vignal, après s'être assurés que le curare n'a aucune influence sur la sécrétion biliaire, introduisirent, dans le duodénum de chiens curarisés, la substance qu'ils voulaient étudier et déterminèrent la quantité de bile sécrétée dans un temps donné ; ils dressèrent ainsi un tableau indiquant par ordre décroissant les *coefficients* particuliers à chaque substance, c'est-à-dire la quantité absolue de bile obtenue dans chaque expérience pendant *une* heure pour *un* kilogramme du poids de l'animal. Voici ce tableau :

Podophyllin (avec addition de bile.)	1gr,01	Colchique	0gr,45
Aloès	0 ,95	Phosphate de soude	0 ,44
Salicylate de soude	0 ,89	Sanguinarin	0 ,40
Sublimé	0 ,85	Acide chloronitrique	0 ,59
Extrait de physostigma	0 ,75	Baptisin	0 ,39
Sublimé	0 ,72	Ipéca	0 ,38
Aloès (sans bile)	0 ,69	Hydrastin	0 ,38
Salicylate de soude	0 ,66	Sulfate de soude	0 ,38
Benzoate de soude	0 ,64	Extrait de physostigma	0 ,56
Iridin	0 ,63	Jalap	0 ,55
Salicylate de soude	0 ,56	Sel de Seignette	0 ,55
Sublimé	0 ,55	Rhubarbe	0 ,52
Ipécacuanha	0 ,55	Hydrastin	0 ,52
Benzoate d'ammoniaque	0 ,54	Juglandin	0 ,52
Podophyllin (sans bile)	0 ,47	Leptandrin	0 ,51
Évonymin (avec bile)	0 ,47	Sanguinarin	0 ,30
Sublimé	0 ,47	Jalap	0 ,29
Phytolaccin	0 ,47	Baptisin	0 ,29
Sulfate de potasse	0 ,47	Phytolaccin	0 ,29
Sanguinarin	0 ,46	Hydrastin	0 ,28
Évonymin	0 ,46	Coloquinte	0 ,27
Coloquinte	0 ,45	Leptandrin	0 ,27
		Sulfate de soude	0 ,25
		Colchique	0 ,20

Prévost et Binet divisent les substances qu'ils ont étudiées en quatre groupes :

1° *Substances augmentant* la *sécrétion biliaire* : urée, essence de térébenthine et ses dérivés, salicylate et benzoate de soude, évonymin, etc.

2° *Produisant seulement une augmentation légère ou douteuse de la sécrétion biliaire* : sulfate de soude, hydrastin, aloès, rhubarbe.

3° *Dépresseurs hépatiques, diminuant la sécrétion biliaire* : calomel, iodure de potassium.

4° *N'ayant aucune action sur la sécrétion biliaire* : phosphate de soude, glycérine, sublimé, séné.

On voit de suite les divergences qui existent entre les résultats des auteurs précités, divergences sur lesquelles nous n'insisterons pas, n'ayant à considérer que les purgatifs. Or pour ceux-ci l'accord est à peu près général : le podophyllin paraît tenir la tête des cholagogues pourvu qu'il ne soit pas administré à doses trop élevées ; l'aloès, la rhubarbe, le séné, le colchique viennent ensuite ; l'action du calomel est discutée ; nous verrons, en parlant de ce composé, qu'on peut le considérer comme un *bilioexcréteur*. A cette liste des anciens cholagogues il convient d'ajouter un certain nombre de produits moins anciennement connus, qui sont des *biliosécréteurs* : leptandrin, évonymin, iridin.

Les drastiques proprement dits, scammonée, jalap, croton, sont de très médiocres cholagogues ; pour les purgatifs salins, il y a lieu de distinguer : le sulfate de soude est un cholagogue, le sulfate de magnésie diminue au contraire la sécrétion biliaire ; il faudra donc dans les affections biliaires préférer le sulfate de soude au sulfate de magnésie.

Ayant fait ailleurs l'histoire de l'aloès, de la rhubarbe, des sels de soude, nous ne parlerons ici que des autres purgatifs cholagogues végétaux et du calomel.

LEPTANDRIN

C'est un produit résineux retiré du *Leptandra Virginica* (Scrophularinées) ; on peut également employer la plante elle-même : le rhizome frais est éméto-cathartique ; desséché, il serait tonique, laxatif et cholagogue. On peut donner la poudre de ce rhizome à la dose de 2 à 4 grammes dans les affections du foie, la diarrhée, la dysenterie, le choléra infantile.

Le leptandrin se donne à doses plus faibles : 1 à 5 centigrammes plusieurs fois par jour. Reeb l'a associé au podophyllin dans la dysenterie épidémique ; il préconise également la formule suivante :

Leptandrin	50 centigrammes
Sulfate de quinine.	15 —
Camphre	75 milligrammes
Ipéca.	75

Mêlez et divisez en 12 paquets. Un toutes les trois heures.

PHYTOLACCIN

C'est un produit résineux extrait du *Phytolacca decandra* (Phytolaccacées), qui est purgatif et cholagogue à la dose de 10 à 20 centigrammes. La plante elle-même peut se donner à la dose de 60 centigrammes à 2 grammes de poudre de racine.

JUGLANDIN

Produit résineux extrait du *Juglans cinerea*, purgatif à la dose de 1 à 2 grammes, laxatif à la dose de 50 à 60 centigrammes.

HYDRASTIN

Produit résineux, qu'il ne faut pas confondre avec l'*hydrastine* cristallisée, est également retiré de l'*Hydrastis canadensis* (Berbéridées).

BAPTISIN

Retiré du *Baptisia tinctoria* (Légumineuses), serait un laxatif doux à doses faibles, émèto-cathartique à doses élevées, se donne à la dose de 10 à 20 centigrammes; à prendre le soir.

IRIDIN

Produit résineux retiré de l'*Iris versicolor*; serait pour Rutherford l'un des meilleurs cholagogues. S'emploie comme le suivant.

ÉVONYMIN

Produit résineux retiré de l'*Evonymus atropurpureus* (Rhamnées), serait un des meilleurs cholagogues ; ses effets purgatifs sont manifestes. Il se donne à la dose de 10 à 20 centigrammes. Dujardin-Beaumetz l'a employé avec succès dans les cas d'ictère catarrhal et dans la dysenterie.

PODOPHYLLE ET PODOPHYLLIN

Le *podophyllin* est une matière résineuse retirée des rhizomes du *Podophyllum peltatum* (Berbéridacées-Popophyllées), plante herbacée, vivace, croissant naturellement dans l'Amérique du Nord. Ces rhizomes eux-mêmes sont rarement employés en nature ; on en retire la résine ou *podophyllin* par un procédé indiqué par le Codex.

Le podophyllin se présente sous la forme d'une poudre légère, jaune-verdâtre, d'une odeur vireuse et d'une saveur âcre et amère, insoluble dans l'eau, entièrement soluble dans l'alcool et dans les essences ; il contient très peu de matières minérales et, traité par une liqueur alcaline, s'y dissout en partie en prenant une coloration verte.

La composition du podophyllin est peu connue ; ce serait d'après Podowyssotzki un mélange d'*acide podophyllique*, de *podophylloquercitine*, cristallisable en aiguilles jaunes, de *picropodophylline*, également cristallisable, et de *podophyllotoxine*, qui serait le principe purgatif du podophyllin et pourrait même devenir toxique à doses suffisamment élevées ; la podophyllotoxine est un corps complexe dédoublable en deux composants : l'*acide picropodophyllique* et la *picropodophylline*.

La podophyllotoxine tue un chat à la dose de 5 milligrammes donnés en injection hypodermique ; elle produit de la diarrhée, des vomissements et des paralysies d'origine centrale. A l'autopsie la muqueuse gastrique est hyperhémiée et tachetée, la muqueuse intestinale infiltrée et recouverte de mucosités et débris épithéliaux, le foie ramolli et congestionné, la vésicule biliaire distendue.

Il y a longtemps que les Anglais et les Américains emploient le podophyllin, qu'ils appellent *calomel végétal*, comme un purgatif doux et un cholagogue ; l'effet du podophyllin varie suivant les doses auxquelles on l'administre : si la dose est faible, c'est la sécrétion biliaire qui est augmentée et l'effet purgatif moins marqué ; si la dose est plus élevée, la sécrétion biliaire est diminuée, il y a purgation accompagnée de coliques ; les selles sont molles ou normales et apparaissent au bout de huit à dix heures ; si la dose dépasse 6 centigrammes, on peut craindre les nausées, les vomissements et les coliques violentes. L'usage du podophyllin n'est pas suivi de constipation, ce qui constitue un réel avantage sur les drastiques ordinaires, et indique son emploi dans la constipation habituelle, surtout lorsque celle-ci paraît avoir pour cause une insuffisance de la sécrétion biliaire.

Le meilleur mode d'administration du podophyllin est la forme pilulaire ; on l'additionne généralement de belladone ou de jusquiame, tant pour diminuer les coliques que pour favoriser l'action purgative ; il faut toujours commencer par une dose faible, 2 ou 3 centigrammes, et éviter de dépasser 5 à 6 centigrammes. L'effet purgatif ne se produisant qu'au bout d'un certain nombre d'heures, on les fait prendre le soir.

PILULES DE PODOPHYLLIN

Podophyllin . . . . 0,50 centigrammes
Extrait de belladone . . . 0,20   —

Mêlez et divisez en 20 pilules. De 1 à 3.

PILULES DE PODOPHYLLIN

(C. Paul)

Podophyllin . . . .   0,30 centigrammes
Poudre de gingembre. . . 0,20   —
Miel. Q. S.

Mêlez et divisez en 10 pilules, 1 ou 2 chaque soir.

Si l'on préfère recourir à une forme liquide, on peut user de la formule de Dobell :

TEINTURE PURGATIVE

(Dobell)

Podophyllin. . . . .   0,12 centigrammes
Essence de gingembre. . .   5 grammes
Alcool rectifié   60   —

Faites dissoudre. Une cuillerée à café dans un verre d'eau tous les soirs en se couchant.

Le formulaire de Bouchardat indique 50 centigrammes de podophyllin au lieu de 12 centigrammes : *il y aura donc lieu de bien spécifier quand on prescrira cette préparation.*

Le podophyllin convient très bien comme purgatif dans la médecine infantile. On a dit que la *podophyllotoxine* lui était encore préférable, étant moins amère et causant moins de coliques : *on la donne à doses dix fois moindre*; elle serait indiquée chez les enfants au-dessous d'un an nourris artificiellement, ayant des selles dures et argileuses; on leur ferait prendre, dans une cuillerée à café de sirop, 5 à 15 gouttes de la solution suivante :

Podophyllotoxine. . . . . .   0,05 centigrammes
Alcool à 90°   7,50   —

La poudre du *rhizome de podophylle* est très rarement

employée; on la prescrit en cachets de 50 centigrammes à
1 gramme.

Le podophyllin est un cholagogue énergique, facile à
administrer, et auquel on aura recours dans les engorgements du foie, l'ictère, la cholélithiase et la constipation
habituelle. Il faut ne pas négliger de lui associer la belladone, et commencer par des doses faibles, 1 à 2 centigrammes, car il peut produire des coliques et des vomissements qui obligent à suspendre son emploi ou même à y
renoncer.

<h2 style="text-align:center">CALOMEL $[Hg^2Cl^2]$</h2>

(Chlorure mercureux)

Le chlorure mercureux, mercure doux ou protochlorure
de mercure existe en pharmacie sous trois noms différents,
s'appliquant à des produits chimiquement identiques,
mais différant par leur état physique, ce sont le *calomel
cristallisé*, le *calomel à la vapeur* et le *précipité blanc*.

On réserve généralement pour l'usage interne le *calomel
à la vapeur*; mais il ne faudrait pas s'exagérer les différences qui peuvent exister entre ces produits, au point de
vue thérapeutique, dès l'instant qu'ils sont purs et parfaitement exempts de chlorure mercurique.

1° *Calomel cristallisé*. On l'obtient en broyant une molécule de chlorure mercurique avec un peu d'eau distillée,
et triturant la pâte obtenue avec une molécule de mercure
jusqu'à extinction de celui-ci; le mélange séché à l'étuve
est introduit dans un matras et sublimé au bain de sable :
le calomel cristallise à la partie supérieure du matras.

2° *Calomel à la vapeur*. Ce produit doit son nom au procédé qui servait à le préparer et qui consistait à faire
arriver en même temps, dans un vaste récipient, des
vapeurs de chlorure mercureux et de la vapeur d'eau:
Soubeiran montra que l'*intermède* de la vapeur d'eau était
inutile et que l'air froid conduirait plus simplement au
même résultat, ce qui fut admis par le Codex.

5° *Précipité blanc*. Pour l'obtenir on décompose l'azotate mercureux par l'acide chlorhydrique.

Quelle que soit son origine, le protochlorure de mercure doit être essayé sérieusement ; on en prendra un gramme qu'on traitera par une petite quantité d'eau bouillante, et on filtrera ; *si le calomel est pur, la liqueur ne précipite par aucun réactif* ; s'il contient du sublimé, elle donne un précipité *blanc* avec l'*ammoniaque*, un précipité *jaune* avec l'*eau de chaux*, un précipité *noir* avec l'*hydrogène sulfuré*. On peut remplacer l'eau bouillante par l'éther ; agiter 2 ou 3 grammes de calomel avec une vingtaine de grammes d'éther ; filtrer, et faire évaporer l'éther dans un verre de montre ; il ne doit pas laisser de résidu colorable en brun par l'hydrogène sulfuré.

Outre le sublimé qu'il peut contenir accidentellement, le calomel peut avoir été additionné frauduleusement de substances blanches et étrangères ; on s'assurera donc qu'il se *volatilise complètement* par la chaleur, qu'il ne fait pas effervescence avec les acides, et qu'il n'abandonne aucune substance soluble à l'eau bouillante, ni aux acides étendus.

Le *calomel à la vapeur* se distingue au microscope du *chlorure mercureux pulvérisé* : celui-ci présente des fragments de forme irrégulière *trois ou quatre fois plus volumineux que la poussière globulaire* du calomel à la vapeur ; le *précipité blanc* présente des parcelles sphériques encore beaucoup plus ténues ; on peut admettre que les grains de calomel à la vapeur sont quatre fois plus petits, et les grains de précipité blanc quatorze fois plus petits que ceux du chlorure mercureux pulvérisé.

L'identité du chlorure mercureux peut être constatée rapidement à l'aide des essais suivants : il est *insoluble* dans l'eau bouillante, l'alcool, l'éther, l'acide chlorhydrique étendu ; il se *volatilise complètement* par la chaleur et se sublime dans un tube bien sec ; il noircit par la potasse, la soude et l'ammoniaque ; il devient vert par l'iodure de potassium en solution.

Il faut bien savoir que le nom de précipité blanc est aujourd'hui réservé au chlorure mercureux obtenu par voie humide et ne pas le confondre avec l'ancien précipité blanc, qui était du *chloramidure mercurique* $AzH^2(Hg.Cl)$, qu'on obtenait en précipitant par l'ammoniaque une solution de chlorure mercurique.

Au point de vue qui nous occupe nous n'avons à considérer que le calomel à la vapeur, seul employé comme purgatif; on s'est basé sur l'état de plus grande division du précipité blanc pour lui attribuer une action beaucoup plus énergique : c'est une supposition qui n'est pas absolument prouvée et qui d'ailleurs ne rentre pas dans notre cadre ; tout ce qui va suivre s'appliquera donc exclusivement au calomel à la vapeur.

Une question qui a donné lieu à de vives et nombreuses controverses et qui n'est pas encore résolue est le mode d'action et d'absorption du calomel. Sur la peau intacte, cette action est nulle; sur une plaie, une muqueuse, le calomel produit de l'irritation, une modification de la surface avec laquelle il est en contact, modification qui peut lui être propre ou dépendre d'un produit de sa transformation. C'est en vertu de son action propre sur la surface intestinale qu'il produit la purgation, et l'on peut le retrouver en grande partie dans les selles.

Mialhe n'admettait pas l'action purgative et même physiologique du chlorure mercureux, qui doit fatalement, d'après lui, se transformer d'abord en chlorure mercurique ; rien n'autorise chimiquement une pareille explication, et, qui mieux est, les expériences *in vitro* lui sont absolument défavorables. D'autre part, s'il était nécessaire que le calomel se transformât, comme le veut Mialhe, en bichlorure dans l'estomac et l'intestin, comment admettre que le sublimé administré directement ne produise pas les mêmes effets et que la dose de calomel doive être aussi élevée sans cependant provoquer d'accidents toxiques ?

Soubeiran n'admet pas complètement l'opinion de Mialhe, mais il n'ose la rejeter et se laisse un peu trop facilement convaincre par certaines assertions qui ne sont pas démontrées, à savoir, que le chlorure mercureux agit plus énergiquement chez les individus ingérant normalement de fortes doses de sel marin : ceux-ci seraient atteints plus rapidement de salivation. Mais les expériences de P. Adam sont pleinement affirmatives sur ce point, ainsi que nous l'avons vérifié.

Le chlorure mercureux peut rester en contact avec du sel marin, de l'acide chlorhydrique, du bicarbonate de soude, sans donner de traces sensibles de chlorure mercurique, *pourvu qu'il n'ait pas trop de contact avec l'air*; *au contact de l'air* il n'en est pas ainsi : une partie du sel mercureux passe à l'état de sous-oxyde ou de mercure métallique et une autre entre en solution à l'état de sel mercurique ; mais ce sont là des conditions bien différentes de celles que présente l'intestin ; du reste Adam a fait absorber à des chiens du calomel mélangé à de grandes quantités de sel marin et n'a constaté aucun symptôme d'intoxication.

Pour Bucheim, Van Œttingen, Torselini, cette décomposition du calomel n'aurait pas lieu, et l'action de ce corps serait due à sa solubilité, très faible il est vrai, dans les liquides albumineux ; la pepsine même, d'après Tuson, aurait la propriété de se combiner au calomel pour donner un composé soluble ; nous avons beaucoup de peine à l'admettre et nous préférerions encore croire à un dédoublement. Du reste Zawadzki a pu constater, dans les selles provoquées par le calomel, des globules excessivement fins de mercure métallique. Nous pensons donc qu'il faut accepter comme possible, probable même, la production dans le tube digestif de *traces de sel mercurique et de mercure métallique*, mais que ce n'est pas à ces produits accidentels, mais bien au chlorure mercureux lui-même, qu'il faut attribuer l'action thérapeutique.

Rabuteau prend le contre-pied de l'opinion de Mialhe et bâtit une théorie diamétralement opposée. Tandis que pour Mialhe tous les mercuriaux passent dans le torrent circulatoire à l'état de chlorure mercurique, Rabuteau admet que tout composé mercuriel est réduit en dernière analyse en mercure métallique amené à un état d'extrême division qui en rend l'absorption excessivement rapide. Ce qui serait, d'après l'auteur, en parfait accord avec un certain nombre de faits inexplicables autrement : les mercuriaux, surtout le mercure métallique, rendent rapidement l'haleine fétide et la salivation abondante ; or ce sont surtout les composés mercuriels insolubles qui occasionnent ces symptômes et qui agissent presque aussi rapidement que le mercure lui-même.

Nous avons dit plus haut que nous avons vérifié l'action décomposante des bicarbonates alcalins, sur le calomel, *en présence de l'air*; les carbonates alcalins produisent une décomposition instantanée, mais ils n'existent pas dans l'organisme et nous avons constaté qu'*en présence de bicarbonates ils donnent des sesquicarbonates dont l'action sur le calomel est la même que celle des bicarbonates.* Néanmoins, d'après Jeannel, c'est aux carbonates alcalins qu'il faudrait attribuer la décomposition du calomel après son ingestion ; Jeannel aurait constaté, dans de nombreuses expériences, que les liquides mixtes composés d'eau, de bicarbonates alcalins, d'huile grasse, décomposent le calomel et qu'une certaine quantité d'oxyde mise en liberté se dissout dans le corps gras ; cet oxyde aurait perdu ses affinités chimiques et peut être absorbé sans irritation locale ; le contenu intestinal produirait une semblable décomposition. Sans nier la valeur des expériences de Jeannel, nous rappellerons que l'air joue un grand rôle dans la décomposition du calomel et que cet auteur n'en parle pas. Quoi qu'il en soit, Jeannel explique ainsi l'action tardive et inoffensive du calomel : « Tant que celui-ci est dans l'estomac, en contact avec des liquides légèrement acides et chlorurés, il ne produit aucune action ; mais une fois arrivé dans l'intestin, en contact avec un liquide alcalin, il se dédouble et donne un composé mercurique soluble et un oxyde ; les matières grasses et albuminoïdes du liquide intestinal annulent les propriétés irritantes de ces composés ; le mercure serait donc absorbé sous forme d'albuminate et de sel à acide gras. » Il y a dans cette explication bien des points contestables, ne fût-ce qu'au point de vue chimique.

Quelle que soit la forme sous laquelle les composés mercuriels sont absorbés, ils ne séjournent jamais longtemps dans l'organisme et s'éliminent par les produits de sécrétion, bile, liquides intestinaux, urines, sueurs, lait et salive; cette élimination par le lait des nourrices peut être utilisée comme mode d'administration du mercure aux nourrissons syphilitiques. La peau semble être aussi une voie d'élimination du mercure. On cite certains cas où l'on aurait observé, après l'ingestion d'un composé mercuriel, des globules de mercure, par exemple dans le pus d'un abcès de la glande sous-maxillaire développé chez un enfant qui avait absorbé quelques centigrammes de calomel; au premier abord ces faits semblent bien surprenants.

Au point de vue purgatif, le calomel est un purgatif doux; son contact avec la muqueuse intestinale est aussi peu irritant que possible, et, en excitant les ganglions intestinaux, provoque un péristaltisme modéré et sans douleur; de plus il est anthelminthique et antiseptique; on l'a considéré comme cholagogue, et augmentant l'écoulement de la bile dans l'intestin, en se basant sur l'observation clinique; l'expérimentation physiologique lui a refusé le pouvoir d'augmenter la *sécrétion* biliaire, comme le fait le chlorure mercurique, et même celui d'augmenter l'*excrétion* de la bile. Germain Sée lui-même se range à ce dernier avis et classe le calomel parmi les corps qui *diminuent* les sécrétions de la bile : « Pendant longtemps, dit-il, le calomel a passé pour un cholagogue excellent, et à ce titre il avait sa place dans la thérapeutique des maladies du foie. On est revenu sur cette opinion lorsqu'on a voulu contrôler par des expériences physiologiques cette propriété du calomel. Thudicum, Scott, Bennett, opérant sur des animaux à fistule biliaire, n'ont constaté aucune modification de la sécrétion biliaire, sous l'influence du calomel. Rutherford, de son côté, démontre que le calomel stimule la sécrétion intestinale sans exciter la sécrétion du foie, tandis que le sublimé serait un stimulant hépatique des plus énergiques, sans avoir d'action existante bien nette sur l'intestin. Comment donc expliquer cette contradiction avec l'opinion générale ? Un grand nombre de médecins ont admis que le calomel est cholagogue parce que, sous son influence, les selles, qui, dans certains cas, étaient décolorées et argileuses, reprennent une coloration jaune-verdâtre. Or des analyses chimiques pratiquées par Simon, Golding-Bird, Michéa, il résulte que cette coloration est bien due à la présence du pigment biliaire dans les selles. Au point de vue clinique, on ne peut nier que le calomel possède la propriété d'augmenter la sécrétion biliaire ; reste à savoir dans quelles conditions et par quel mécanisme. Peut-être peut-on admettre qu'une partie du calomel est transformée en sublimé, qui, lui, est un cholagogue, ou bien doit-on admettre avec Bence, Jones et Fraser que le calomel excite la muqueuse gastro-intestinale et produit une augmentation de la sécrétion biliaire par action réflexe. En résumé, le calomel seul produit des effets cholagogues douteux ; mais il est probable que, dédoublé dans l'intestin, ses effets purgatifs s'accompagnent d'une légère augmentation de la sécrétion biliaire. » (Germain Sée, *Médecine moderne.*) Les propriétés cholagogues du calomel seraient ainsi subordonnées à un dédoublement dans l'intestin, dédoublement possible, mais non démontré. Aussi semble-t-il qu'on doive plutôt accepter l'opinion de Murchison, et admettre que le calomel n'augmente pas la sécrétion biliaire, mais qu'il excite les contractions des conduits excréteurs de la bile, et permet ainsi au foie de déverser dans l'intestin une plus grande quantité de liquides biliaires. En tout cas son action décongestionnante sur le foie n'est pas douteuse et il pourra rendre les plus grands services administré soit seul, soit mélangé à un autre cholagogue.

Tout en retentissant sur le foie, l'action du calomel s'exerce aussi sur l'intestin, qu'il n'irrite pas, qu'il congestionne à peine et dans toute la longueur duquel il manifeste ses propriétés antiseptiques et modificatrices ; aussi sera-t-il un purgatif indiqué dans les états pyrétiques et inflammatoires, dans les affections de l'intestin grêle, comme la fièvre typhoïde, ou du gros intestin, comme la dysenterie. Sans action sur les ferments gastrique et pancréatique, il arrête, d'après Wassilieff, les fermentations putrides des albuminoïdes ; c'est à cette propriété qu'on a attribué son action heureuse contre la diarrhée. De même dans la fièvre typhoïde, Wunderlich, Liebermeister, Salet (de Saint-Germain) l'ont employé et disent en avoir obtenu d'excellents résultats.

Salet administrait le calomel dès le début de la maladie, à la dose de $0^{gr},01$ toutes les heures jusqu'à apparition de la salivation ; Bouchard a doublé ces doses et donné à ses malades $0^{gr},40$ par jour, par $0^{gr},02$ toutes les heures, jusqu'à la salivation à laquelle on n'a jamais pu imputer d'accidents ; la durée de la maladie a été moindre et la gravité atténuée ; cependant la convalescence était longue. Bouchard croit cependant qu'on peut avoir recours au calomel dans la fièvre typhoïde, mais qu'il convient d'éviter la salivation : il administre le médicament au début, pendant quatre jours seulement, à la dose de $0^{gr},40$ en vingt pilules de $0^{gr},02$ prises d'heure en heure ; sur 390 cas il n'a jamais ainsi observé de stomatite.

Les selles provoquées par le calomel ont une apparence spéciale : après l'évacuation de matières liquides ordinaires, elles sont molles, d'une couleur vert d'herbes ou semblable à celle des épinards ; cette coloration a été attribuée par Golding-Bird et Schönbein à une altération de l'hématosine, par Michea à une hypersécrétion de la biliverdine ; d'après Wassilieff, sous l'influence du calomel, la matière colorante de la bile ne se transforme pas en urobiline, produit qui donne leur couleur aux selles normales ; les selles ne renfermeraient ni indol, ni scatol.

Le calomel administré à doses fractionnées, d'après la méthode de Law, préconisée par Trousseau produit, rapidement la salivation ; d'autre part il produit toujours ainsi un effet purgatif : 5 centigrammes de calomel pris en dix fois purgeront presque sûrement.

L'action purgative du calomel est souvent utilisée dans les hydropisies, et cela avec d'autant plus de raison que le chlorure mercureux est en même temps diurétique ; la diurèse ne se montre pas immédiatement, mais apparaît généralement au bout de deux jours et atteint son maximum dans la quatrième journée ; elle paraît due à une excitation épithéliale du rein. Les effets obtenus par l'administration du calomel, excellents dans les hydropisies cardiaques avec ascite, œdème, dyspnée, oligurie, sont bons également dans les cirrhoses hépatiques et les néphrites ; il est nécessaire cependant que la lésion rénale, cardiaque ou hépatique soit encore peu avancée.

Pour appliquer le calomel comme diurétique on en peut prendre de 40 à 60 centigrammes en trois fois dans la journée, et cela pendant quatre ou cinq jours au plus. On évitera de cette façon la salivation et le catarrhe intestinal. Si l'on constatait la présence d'albumine dans l'urine ou une diminution de la diurèse, il faudrait cesser immédiatement le traitement mercuriel, sous peine d'intoxication.

Dans l'ictère le calomel peut être également prescrit comme purgatif et comme ayant une influence heureuse sur l'excrétion biliaire, en admettant que la sécrétion de la bile ne soit pas elle-même augmentée.

L'action purgative du calomel le fait fréquemment employer comme dérivatif dans diverses maladies de l'encéphale, ainsi dans la forme de méningo-encéphalite désignée sous le nom d'hydrocéphalie aiguë ; l'utilité du calomel n'est pas démontrée dans cette maladie, qui se termine toujours par la mort, d'après Trousseau.

On a vu plus haut la façon dont Bouchard administre le calomel dans la fièvre typhoïde. Schönbein et Traube le donnaient aux doses de 25 centigrammes toutes les trois heures ; lorsqu'il y a production d'un flux abondant de bile verdâtre, on peut espérer un résultat heureux ; il faut au contraire suspendre le traitement lorsque les selles sont liquides et aqueuses.

On s'est basé sur les modifications heureuses que le calomel fait subir aux sécrétions intestinales pour l'appliquer au traitement des diarrhées et de la dysenterie ; on l'emploie surtout dans les cas accompagnés de congestion hépatique, lorsque les symptômes généraux se sont amen-

dés et qu'il ne reste plus que des selles mucoso-sanguino-
lentes ; le calomel sera alors donné seul ou mélangé à un
autre purgatif ou cholagogue, tel que la rhubarbe, le
jalap.

La péritonite puerpérale est aussi tributaire du traitement par le calomel, seul ou accompagné de frictions mer-
curielles : Velpeau l'administrait par doses de 10 centigrammes toutes les deux ou trois heures, jusqu'à ce que
la salivation se manifeste. Trousseau supprimait les frictions et se contentait de l'emploi du calomel à doses fractionnées.

Le calomel employé comme purgatif à doses fortes ou
fractionnées est surtout, dans le cas des doses répétées,
considéré comme altérant, et c'est comme tel qu'il est
prescrit contre la syphilis ou contre les accidents inflammatoires des centres nerveux ; suivant l'usage auquel on le
destine, il y a donc deux façons de le formuler, que
nous allons passer en revue. La forme de potion sera évitée, la forte densité du calomel rendant fort inégales les
quantités qui en seraient prises dans chaque cuillerée.

PURGATIF AU CALOMEL

Calomel	1 gramme
Miel blanc	10 grammes.

Mêlez. A prendre en une fois.

Cette dose, destinée à un adulte, peut, même dans ce
cas, être diminuée ; pour un enfant on prescrira de 10 à
40 centigrammes.

Ce purgatif pourra être prescrit également pour ses propriétés vermifuges, contre les ascarides et les oxyures ver-
miculaires. On peut même avoir recours simplement à des
suppositoires au calomel ou à un lavement :

LAVEMENT AU CALOMEL

Calomel. . . . . 0,25 centigrammes
Mucilage de graine de lin. . . 25 grammes

A prendre en une fois.

Chez les enfants le calomel peut se donner d'autant plus facilement qu'il n'a pas de saveur désagréable et qu'il existe des pastilles soit au sucre, soit au chocolat. Ces tablettes du Codex contiennent chacune *cinq centigrammes* de chlorure mercureux; on en fera prendre de 2 à 6.

Il existe aussi des biscuits purgatifs au calomel analogues aux biscuits au jalap ou à la scammonée.

BISCUIT AU CALOMEL

(Salot)

Calomel . . . . 0,30 centigrammes
Pâte *ad hoc*. Q. S.

Pour 1 biscuit. A prendre en une fois.

PILULES CONTRE L'HYDROPISIE

(Bouchardat)

Calomel. . . . . 5 décigrammes
Scille
Rhubarbe } *ãã* 2   —
Sirop des cinq racines. Q. S.

Faites 4 pilules que l'on donnera dans la journée.

PILULES ANTIDYSENTÉRIQUES

(Segond)

Ces pilules, très connues, ont la composition suivante :

    Ipéca pulvérisé. . . . . . 0,40 centigrammes
    Calomel. 0,20   —
    Extrait thébaïque 0,05   —
    Sirop de nerprun. Q. S.

F. S. A. 6 pilules. Une toutes les deux heures dans la journée ; il ne faut pas prolonger l'usage de ces pilules plus de trois ou quatre jours.

CALOMEL A DOSES RÉFRACTÉES

    Calomel. . . . . 0,40 centigrammes
    Sucre en poudre . . . . . 2 grammes

Mêlez et divisez en 10 paquets. A prendre 1 paquet toutes les heures.

Lasègue employait le calomel à doses fractionnées associé au tartre stibié et à l'opium dans la broncho-pneumonie ; autrefois, en effet, le calomel fut préconisé dans cette maladie ; en Italie, Giovanni Fioranni, Rosetti l'employèrent en injections hypodermiques ; ces injections, d'après Rosetti, doivent être réservées à la pneumonie parenchymateuse et pratiquées du septième au dixième jour ; la dose de calomel est de *cinq* à *six* centigrammes en suspension dans de l'eau gommeuse.

Le calomel est parfois employé, mélangé à l'extrait de fougère mâle, pour obtenir l'expulsion du tænia. En se conformant au mode de traitement suivant, on obtiendra généralement le résultat cherché : le malade doit faire diète la veille, le lendemain matin il prendra un lavement

froid, puis, au bout d'un quart d'heure, les 16 capsules
suivantes, en l'espace d'une demi-heure :

Extrait éthéré de fougère
  mâle . . . . 0,50 centigrammes
Calomel. 0,05   —

Pour 1 capsule; faire 16 capsules semblables. Les capsules Lehuby se prêtent très bien et très simplement à
cette préparation. Prendre ensuite 6 perles d'éther.

Une heure après l'ingestion des capsules, prendre
40 grammes d'huile de ricin. Le malade devra se présenter
à la garde-robe sur un seau plein d'eau ; le ver sera ainsi
soutenu par l'eau au moment de son expulsion et ne courra
pas le risque d'être rompu.

Lorsque le calomel est employé contre la diarrhée chronique, on le donne pendant plusieurs jours à la dose de
5 à 10 centigrammes ; mais il faut savoir interrompre
la médication à temps, lorsque l'effet est produit, ce qui
ne se fait pas longtemps attendre ; autrement il se produit une diarrhée mercurielle plus difficile à guérir que la
première ; on cessera donc l'administration du calomel
au bout de quelques jours et on le remplacera par les purgatifs salins.

N'ayant à considérer le calomel qu'au point de vue de
son action purgative, nous n'entrerons pas dans d'autres
détails de son histoire thérapeutique, mais nous signalerons deux de ses incompatibilités contre lesquelles il faut
se tenir en garde. Il faudra éviter de l'administrer en
même temps qu'un iodure alcalin ; il est alors décomposé
en iodure mercureux, qui se transforme lui-même facilement en iodure mercurique. C'est surtout lorsqu'on applique du calomel sur l'œil d'un malade qui prend en même
temps de l'iodure de potassium qu'on peut craindre les accidents les plus graves, l'iodure mercurique étant très caustique.

On évitera de même de prescrire le calomel dans un
looch blanc ou une potion contenant de l'eau de laurier-

cerise, par conséquent de l'acide cyanhydrique étendu : il y a entre celui-ci et le calomel incompatibilité chimique et le chlorure mercureux est décomposé. On a cru, jusqu'à ces derniers temps, sur la foi de Bussy et Buignet, qu'un liquide contenant à la fois du calomel et des traces d'acide cyanhydrique devenait toxique par cette association : nous avons montré qu'il n'en était rien et que l'interprétation de Bussy et Buignet était erronée ; nos expériences chimiques et physiologiques ont établi les faits suivants :

1° Il faut éviter l'association du calomel et de l'acide cyanhydrique, qui réagissent l'un sur l'autre avec production de *cyanure mercurique, mercure métallique* et *acide chlorhydrique*.

2° Le mélange n'est pas devenu sensiblement plus toxique ; le coefficient de toxicité est à peu près le même chez les lapins ; les symptômes qui précèdent la mort sont les mêmes, et le liquide agit comme composé cyanhydrique beaucoup plus que comme sel mercuriel.

Dans le cas cependant où l'on tiendrait à prescrire le calomel en looch, *il faudrait avoir recours au looch huileux ou à un looch préparé uniquement avec des amandes douces*. Mais le calomel est d'une administration assez facile pour n'avoir pas recours à cette forme de préparation.

CHAPITRE X

I. — PURGATIFS MUSCULAIRES

Il est un groupe d'agents qui produisent des effets purgatifs grâce à une action péciale d'excitation, qu'ils exer-
cent sur les fibres musculaires intestinales ; ces agents
sont rarement employés seuls à titre de purgatifs, mais ils
peuvent rendre de grands services dans certaines constipations opiniâtres dues à une parésie de l'intestin : à ce
groupe appartiennent les Strychnées, les Solanées et l'électricité. On a déjà parlé de cette dernière et indiqué son
mode d'application à propos de la constipation, on n'y
reviendra pas ; on sera bref également sur les Strychnées
et les Solanées, dont l'histoire appartient à un autre chapitre de la thérapeutique.

STRYCHNÉES

Les principaux représentants de cette famille au point
de vue qui nous intéresse sont la *noix vomique* et la *fève
Saint-Ignace*, dont les principes sont la *strychnine*, la *bru-
cine* et l'*igasurine*, qui possèdent une action physiologique
analogue, mais à un degré différent : ce sont des excita-
teurs réflexes produisant les contractions des muscles de

la vie de relation, contractions qui se propagent aux muscles de la vie organique; sous leur influence, les muscles de l'estomac se contractent davantage et le travail mécanique de la digestion est activé; il y a hypersécrétion gastrique et hypersécrétion intestinale, première cause d'évacuations alvines; d'autre part les contractions de l'intestin étant exagérées font passer plus rapidement le contenu liquide de l'intestin grêle dans le gros intestin, nouvelle cause de diarrhée. Les Strychnées trouveront donc leur application dans les cas où les fonctions intestinales ont besoin d'être stimulées, ainsi que le pouvoir réflexe de la moelle épinière; on les prescrira, par exemple, dans les digestions lentes et difficiles s'accompagnant de gonflement du ventre et de constipation; la forme la plus simple à laquelle on pourra donner la préférence sera la *teinture de noix vomique* ou les *gouttes amères de Baumé*, qui ont la composition suivante :

GOUTTES AMÈRES DE BAUMÉ

Fèves Saint-Ignace	500	grammes
Carbonate de potasse.	5	—
Séné	1	—
Alcool.	1000	—

Faire macérer 10 jours, exprimer et filtrer.

De 4 à 8 gouttes au plus dans un peu d'eau sucrée au moment du repas.

Si l'on emploie la *teinture de noix vomique*, on en prescrira de 10 à 50 gouttes.

On pourra recourir également aux *granules de sulfate de strychnine* à 1 *milligramme*; on en fera prendre de 2 à 6 par jour.

SOLANÉES

Nous ne nous occuperons que d'une seule plante de cette famille, la *belladone*, qui est pour ainsi dire la seule employée contre la constipation ; elle doit ses propriétés à un alcaloïde, l'*atropine*. Nous n'entrerons pas dans l'histoire chimique de cette dernière, mais nous rappelons que, d'après les travaux de Régnault, l'atropine médicale est un mélange de deux corps isomères, l'*atropine* et l'*hyoscia-mine*, qui formerait les deux tiers du mélange.

L'atropine produit l'excitation des fibres lisses de l'intestin, qui se contracte et devient ainsi capable d'évacuer son contenu ; si la dose d'atropine est forte, il survient des accidents de paralysie ; la diarrhée est persistante et les évacuations alvines deviennent involontaires par suite du relâchement du sphincter anal. On a également attribué l'exagération de la sécrétion intestinale que produit l'atropine à son action paralysante sur le vague, nerf frénateur des sécrétions et des mouvements péristaltiques de l'intestin. Cette action de la belladone sur l'intestin sera mise à profit dans certaines constipations opiniâtres. « Il est remarquable, dit Trousseau, que certaines personnes dont les entrailles ne peuvent être émues que par les purgatifs les plus énergiques, sont sollicitées à aller chaque jour à la garde-robe par les doses de belladone les plus minimes. Une, deux, quatre pilules, contenant chacune 1 centigramme d'extrait et autant de poudre, sont ordinairement suffisantes ; quelquefois une simple cuillerée d'huile de ricin ou de magnésie, prise le soir en sus de la belladone, complète l'effet que l'on n'obtenait pas avec celle-ci. Lorsque les garde-robes sont régularisées et que chaque jour, en se présentant, à la même heure à la chaise, le malade obtient une évacuation, on suspend l'emploi de l'huile de ricin, et successivement on diminue la dose de la belladone, puis on en cesse l'usage. »

La belladone peut être prescrite seule ou associée à un autre purgatif ; c'est ainsi qu'elle entre dans les pilules de podophyllin ; on peut, comme Trousseau, avoir recours à des pilules contenant un centigramme d'extrait et un centigramme de poudre de belladone, ou formuler des pilules composées :

PILULES CONTRE LA CONSTIPATION

```
Extrait de belladone . . .  0,50 centigrammes
Extrait de rhubarbe . . .   0,50        —
Poudre de guimauve. Q. S.
```

Pour 20 pilules. En prendre une le soir en se couchant. On obtiendra un effet plus marqué avec les pilules suivantes :

PILULES LAXATIVES

```
Extrait de belladone  . .  0^{gr},50 centigrammes
Rhubarbe pulv. . . . . . .  1 ,50        —
Aloès. . . . . . . . . . .  1 ,20        —
Miel. Q. S.
```

Pour 12 pilules. *Une* ou *deux*, tous les deux jours le soir en se couchant, contre la constipation habituelle.

On utilise les Strychnées et la belladone dans le traitement de la constipation en vertu de leur pouvoir d'excitation ; il est un autre alcaloïde qui produit aussi la diarrhée, mais par un mécanisme inverse, c'est-à-dire en paralysant ; c'est l'*ésérine*, retirée de la *fève de Calabar* (Légumineuses). L'ésérine n'a aucune action sur les fibres musculaires lisses ou striées ; elle agit seulement sur les nerfs qui les animent ; en paralysant le sympathique elle provoque une dilatation des artérioles, d'où l'afflux plus considérable de sang dans les glandes intestinales et l'hypersécrétion consécutive. Il ressort de ce qui précède que l'ésérine, malgré le pouvoir qu'elle possède de provoquer des évacuations alvines, ne doit pas être employée contre une constipation qui est due déjà à une parésie de l'intestin.

II. — PURGATIFS MÉCANIQUES

Les substances de cette catégorie ont surtout une action mécanique ; nous y ferons rentrer l'huile de ricin qui, en sa qualité de corps gras, produit une action mécanique purgative, mais à laquelle cependant on ne saurait refuser des propriétés purgatives dues à la présence d'un corps particulier peu connu ; en réalité, on devrait ranger la *graine de ricin* parmi les drastiques et l'*huile* dans les purgatifs mécaniques. De tous les purgatifs mécaniques, l'huile de ricin seule mérite d'être conservée ; nous signalerons cependant les *graines de moutarde blanche*, les *semences de psyllium* et la *graine de lin*.

Les *graines de moutarde blanche* sont fournies par le *Sinapis alba* (Crucifères) ; elles sont d'une couleur un peu jaunâtre et renferment de la *myrosine*, comme la moutarde noire, mais au lieu de contenir du *myronate de potasse*, comme cette dernière, elles renferment un autre principe : la *sinalbine*. Leur action paraît être purement mécanique ; cependant Trousseau, qui en faisait grand cas pour combattre la constipation, attribuait une partie de l'effet purgatif à ses composés sulfurés. On en prend 1 à 2 cuillerées à café le matin ; il y a une légère excitation de l'estomac et de l'intestin, d'où augmentation de l'appétit et des garde-robes.

Les *semences de psyllium* sont fournies par le *Plantago Psyllium* (Plantaginées) ; elles sont très mucilagineuses et employées surtout comme telles dans les arts ; leurs propriétés émollientes les font employer aux Indes contre la diarrhée et la dysenterie. On prépare avec les graines et vingt fois leur poids d'eau une gelée usitée en Espagne comme purgatif léger.

La *graine de lin* ou semences du *Linum usitatissimum* (Linacées) est également très mucilagineuse et produit une sorte de cataplasme purgatif à la surface interne de l'intestin. La tisane de graine de lin peut être prescrite avec avantage comme boisson dans la diarrhée. Les mucilages de lin et de psyllium se préparent de la façon suivante :

Semences de lin. . . . .   30 grammes
Eau tiède   150   —

Faire digérer 6 heures, passer avec expression.

HUILE DE RICIN

Cette huile est fournie par le *Ricinus communis* (Euphorbiacées), plante connue de toute antiquité, qui fut cultivée en Europe et dans le bassin méditerranéen jusqu'à la fin du XVIᵉ siècle, époque à laquelle elle sembla disparaître ; mais son usage reprit de l'importance au commencement de notre siècle et l'huile de ricin est de nos jours un des purgatifs les plus répandus.

Le ricin, appelé encore *Palma Christi*, à cause de la forme de ses feuilles, est fort répandu dans nos jardins ; il croit naturellement dans les parties chaudes de l'Asie et de l'Amérique ; il est cultivé pour l'exploitation de son huile dans le midi de la France et en Italie. C'est une plante monoïque, bisannuelle dans nos climats, où sa hauteur peut atteindre 2 mètres, tandis qu'elle peut s'élever à une dizaine de mètres sur le territoire africain ; les feuilles sont alternes et longuement pétiolées ; les fleurs régulières, les fleurs mâles pourvues d'un calice à cinq sépales et d'un nombre indéfini d'étamines soudées par leurs filets ; les fleurs femelles, formées d'un ovaire supère à trois loges surmonté d'un style se ramifiant en trois branches à stigmates rouges et bifides ; le fruit est capsulaire et *tricoque* ; chacune des coques, au moment de la déhiscence, s'ouvre en deux valves et les graines sont mises en liberté ; ces graines ont un testa moucheté, contiennent un embryon droit, un albumen huileux et un grand nombre de grains d'aleurone, formés d'une masse de matière albuminoïde de

forme géométrique, appelée *cristalloïde*, puis d'un amas
arrondi de matière calcaire, appelé *globoïde*, le tout enve-
loppé d'une masse albuminoïde amorphe d'épaisseur plus
ou moins grande ; entre le testa et l'amande se trouve une
pellicule blanche très mince. Les graines de ricin ont des
dimensions variables, suivant leur origine ; celles qui sont
récoltées en Afrique ou en Amérique ont 14 millimètres de
longueur ; celles de France n'ont que de 9 à 12 millimètres.
Elles sont aplaties sur une des faces, convexes sur l'autre.

Quoiqu'elle soit entrée dans une phase nouvelle, l'étude
de la composition chimique des graines de ricin et de
l'huile qui en est retirée est bien incomplète. En dehors
de l'huile, on a signalé dans ces graines des matières
sucrées, mucilagineuses et albuminoïdes ; Bower admet
l'existence d'un principe fermentescible susceptible d'être
décomposé, comme l'amygdaline est dédoublée par l'émul-
sine, et de donner ainsi naissance au corps purgatif ; ce
n'est là qu'une simple vue de l'esprit que rien n'a pu justifier. Il est certain que le principe actif du ricin est peu
soluble dans l'huile, puisque celle-ci n'en entraîne qu'une
faible partie ; chacun sait que le tourteau du ricin est
beaucoup plus purgatif que l'huile, et si l'on prépare une
émulsion avec 5 ou 6 graines, celle-ci jouira de propriétés
purgatives violentes. Un certain nombre d'observateurs,
Petit, Huguet, Tuson, etc., ont retiré du ricin un corps
azoté auquel ils ont donné le nom de *ricinine*, alcaloïde
pour les uns, sel double à base de magnésie pour les
autres, ne paraissant pas en tout cas être le principe
actif ; Soubeyran a extrait de l'huile de ricin une matière
analogue à la résine de l'huile d'épurge, mais en quantité
trop faible pour en faire l'étude. D'après Husemann elle
renfermerait un principe drastique.

Kobert et Stillmark ont extrait du ricin une toxalbumine
à laquelle ils ont donné le nom de *ricine* et à laquelle ils
ont trouvé des propriétés extrêmement toxiques. Injectée
dans la veine d'un animal, elle est mortelle à la dose de 5 milligrammes par kilogramme de celui-ci, mais par la voie
digestive, la toxicité deviendrait cent fois moindre ; elle est

encore suffisante pour que 18 milligrammes de ricine puissent être mortels chez un adulte. La toxicité varie également
avec le genre d'animal ; le cobaye présente une suscepti-
bilité extraordinaire, la souris blanche est beaucoup moins
sensible ; à la suite d'injections sous-cutanées, les animaux
présentent de la diarrhée et de la prostration ; à l'autopsie,
tantôt état hémorragique de l'intestin et du tissu cellulaire
sous-cutané, tantôt cet intestin est rempli d'un liquide
séreux d'aspect riziforme. Ehrlich a pu provoquer l'immunité chez les animaux en leur faisant ingérer de la
ricine à des doses d'abord très faibles, puis de plus en
plus fortes ; ainsi à des souris on commençait à administrer 2 milligrammes, puis on augmentait les doses journellement jusqu'à donner 50 centigrammes au bout de deux
mois ; l'animal supportait très bien cette dose, alors qu'à
l'état normal une dose de 55 milligrammes le fait périr en
cinq ou six jours. Les animaux ne sont pas devenus réfractaires seulement à la ricine ingérée, mais encore aux injections sous-cutanées ; les souris peuvent supporter l'injection d'un centimètre cube de solution à 1/1000ᵉ et même à
1/250ᵉ, alors que, si elles n'ont pas été traitées, elles sont
tuées par un centimètre cube de solution à 1/200 000ᵉ. Il
ne faudrait pas voir ici un effet d'accoutumance, car cette
immunité, qui est nulle pendant les cinq premiers jours
du traitement, apparaît subitement au sixième jour et ne
fait plus alors que se renforcer ; de plus, elle est durable
et persiste encore au bout de six mois chez des souris auxquelles on ne fait plus absorber de ricine. Il est un moyen
simple de constater les effets de la ricine, c'est d'en ré-
pandre sur la conjonctive : à l'état normal, un simple attou-
chement de la conjonctive d'une souris avec une solution
au 1/100ᵉ produit une inflammation intense ; si l'animal
ingère de la ricine, on constate qu'au bout d'un certain
temps on peut lui frictionner la conjonctive avec de la
ricine presque pure sans produire le moindre accident. Ce
n'est pas tout : d'après Ehrlich, le sang des animaux auxquels on a ainsi conféré l'immunité contient un principe
spécial, l'*antiricine*, qui, ajouté à des solutions de ricine, les

rend inoffensives ; de plus, l'injection de sang d'animaux immunisés à d'autres animaux rend ceux-ci également réfractaires.

La ricine, ainsi que l'abrine, autre toxalbumine retirée des graines de l'*Abrus precatorius* (jéquirity), s'obtient de la façon suivante : épuiser la graine par une solution de chlorure de sodium à 10 pour 100 et précipiter par le sulfate de soude ; enlever les sels par la dialyse. Ces corps sont facilement solubles dans une solution de sel marin à 10 pour 100 ; comme les zymases, elles perdent leurs propriétés physiologiques sous l'action d'une température un peu élevée. L'abrine et la ricine possèdent de si nombreux points de ressemblance, qu'on se croyait presque autorisé à les considérer comme identiques ; il n'en est rien, ainsi que l'a montré Ehrlich ; en effet, d'une part, l'action de l'abrine ingérée par l'estomac ou injectée dans le tissu cellulaire sous-cutané est bien plus faible que l'action de la ricine et cette injection n'est pas suivie de la nécrose que l'on observe si souvent chez la souris avec la ricine ; d'autre part, l'abrine produit sur la conjonctive des accidents beaucoup plus intenses que la ricine ; enfin, argument décisif, les animaux réfractaires à la ricine ne le sont pas à l'abrine ; l'immunité pour l'abrine ne peut s'obtenir que par des ingestions de ce principe à doses progressives ; l'emploi de la ricine ne saurait la conférer. Au point de vue de l'histoire médicale du ricin, ces expériences sont certainement dignes du plus grand intérêt.

L'huile de ricin médicinale doit être obtenue à froid, et on doit rejeter les huiles obtenues à chaud par le procédé américain ou à l'aide des dissolvants, alcool à 95 degrés, sulfure de carbone par exemple.

C'est un liquide visqueux, incolore ou peu coloré, d'odeur presque nulle, de saveur fade et désagréable mais dépourvue d'âcreté ; sa densité est supérieure à celle des autres huiles, 0,964 à la température de 15 degrés ; elle est très soluble dans l'alcool absolu d'où elle est précipitée par l'eau. Sa composition est remarquable par l'absence d'oléine qui est remplacée par un autre éther de la glycérine ayant pour base l'acide ricinoléique $C^{18}H^{34}O^3$.

L'essai sera basé sur la constatation de ses propriétés analeptiques, de sa densité et de sa solubilité dans l'alcool ; *elle doit se dissoudre complètement dans son volume d'alcool a 95 degrés* ; elle jaunit par l'addition d'acide sulfurique et se solidifie imparfaitement par l'acide hypoazotique.

Il n'est pas douteux que l'huile de ricin n'agit pas seulement comme corps gras, et doit une partie de ses propriétés purgatives à sa composition ; la ricine de Stillmark paraissant y faire défaut, on a considéré la ricinoléine comme l'agent actif : celle-ci sous l'influence de sucs intestinaux serait décomposée, et l'acide ricinoléique mis en liberté provoquerait la congestion et l'état catarrhal de l'intestin ; mais ceci ne saurait diminuer l'importance de son rôle mécanique ; les selles qu'elle provoque, une ou deux heures après son absorption, contiennent des gouttelettes huileuses, sont généralement abondantes, bilieuses, sans accompagnement de coliques, ténesme ou cuisson à l'anus. On a voulu distinguer l'action de l'huile de ricin suivant qu'elle est fraîchement préparée ou qu'elle a déjà subi un commencement de ranciment ; dans ce dernier cas on lui attribue des effets plus énergiques ; nous sommes d'avis, pour l'huile de ricin comme pour tout autre médicament, de rejeter un produit qui paraît avoir subi la moindre altération. Son effet s'exerce surtout sur l'intestin grêle ; elle est aussi anthelminthique.

On l'administrera chez les enfants à la dose de 10 à 20 grammes, chez l'adulte de 30 à 60 grammes : il faut à la fois éviter quand on la prescrit les doses trop faibles et les doses trop fortes ; d'après Bouchardat et Chomel on obtiendrait des effets suffisants chez l'adulte avec 10 grammes d'huile en prenant les précautions suivantes : la délayer dans une tasse de bouillon aux herbes, et s'abstenir ensuite de toute boisson pendant deux heures ; à ce moment prendre un bol de bouillon de viande dégraissé.

On a conseillé différents moyens pour permettre l'ingestion d'un liquide aussi désagréable : le bouillon gras tiède

et dégraissé, le café noir, sont d'un usage courant ; ils ont
cependant un petit inconvénient qu'il est bon de rappeler,
c'est que lorsque ces moyens ne réussissent pas à déguiser
au malade le goût de sa purgation, ils peuvent lui laisser
un dégoût du liquide dont il s'est servi comme adjuvant ;
on voit ainsi des gens ne plus pouvoir prendre de café
pendant un temps plus ou moins long ; il est vrai que grâce
au café on évite les vomissements qui suivent parfois
l'administration d'huile de ricin. Chez les enfants on peut
avoir recours à un mélange d'huile et de sirop de gomme
bien aromatisé avec un peu d'eau de menthe ou de fleur
d'oranger et qu'on agite vivement dans une petite fiole au
moment de l'administrer ; le jus de citron, le jus d'orange
sont également employés.

On a aussi voulu utiliser la forme capsulaire, mais nous
ne croyons pas que ce soit là une idée bien heureuse. Pour
une dose moyenne d'huile de ricin il faut prendre un grand
nombre de capsules.

Les formulaires contiennent un certain nombre de
recettes magistrales et même officinales pour émulsionner
l'huile de ricin. Le Codex indique la formule suivante :

Huile de ricin.	50 grammes
Gomme arabique	8 —
Eau de menthe	35 —
Eau commune	60 —
Sirop simple	10 —

A prendre le matin à jeun. Nous ferons à cette préparation les reproches suivants : d'abord d'exiger une manipulation pharmaceutique, ensuite d'être souvent rejetée par
des vomissements. La formule de Léger donne de meilleurs
résultats et les enfants la supportent très bien :

Saccharure de caséine.	50 grammes
Huile de ricin.	30 —
Émulsionner avec eau	10 —
Ajouter eau.	100 —
Eau de laurier-cerise	5 —

Le saccharure de caséine s'obtient en précipitant le lactosérum de 4 litres de lait par l'acide acétique ; le précipité lavé et pressé est additionné de 100 grammes de sucre et de 8 grammes de bicarbonate de soude par 100 grammes de caséine sèche.

Nous croyons que la formule suivante pourra rendre de réels services ; elle n'exige qu'une manipulation facile, est généralement bien supportée, son volume est faible :

Huile de ricin.	50	grammes
Sirop d'orgeat (du Codex) . . .	50	—
Sirop de gomme.	30	—
Eau de menthe	10	—
Eau distillée Q. S. pour compléter	150	—

On agitera dans une bouteille de 150 grammes le mélange des sirops de gomme et d'orgeat, de manière que les parois soient entièrement mouillées ; on ajoutera l'huile et on agitera vivement pendant deux ou trois minutes ; il n'y aura plus qu'à ajouter l'eau de menthe et l'eau distillée peu à peu en agitant le flacon à chaque addition. Le liquide aura l'apparence d'un looch blanc ; l'huile y sera suffisamment dissimulée pour échapper à l'œil et même au goût.

Quand on veut faire prendre l'huile en lavement, on peut avoir recours à une simple décoction de guimauve :

Huile de ricin.	30 à 50	grammes
Décoction de guimauve.	500	—

Ce lavement pourra être additionné de :

Miel commun ou glycérine . . .	50 grammes

L'huile de ricin est un purgatif doux, indiqué dans les cas de constipation opiniâtre, mais dont on ne saurait faire usage contre la constipation habituelle, par suite des troubles digestifs qui seraient la conséquence de son emploi trop fréquemment répété. Elle est d'un usage courant dans la médecine infantile, chez les gens affaiblis.

Nous ne saurions terminer l'histoire de l'huile de ricin sans rappeler que l'emploi des graines elles-mêmes du ricin, au lieu de l'huile seule, a pu donner lieu à des symptômes d'intoxication : trois ou quatre semences peuvent produire des accidents chez l'adulte ; douleur d'abord hypogastrique, puis abdominale, nausées, vomissements, selles abondantes pouvant devenir sanglantes, angoisses, malaise, céphalalgie, soif intense et même, dans certains cas graves, petitesse du pouls, refroidissement général, état adynamique pouvant entraîner la mort. Dans de tels cas il y aurait lieu d'appliquer le traitement indiqué par Pécholier : Provoquer l'évacuation du toxique par l'ipéca, les lavements laxatifs, les purgatifs légers, puis boissons mucilagineuses et sucrées, pour combattre l'état inflammatoire, boissons alcooliques chaudes contre l'état adynamique.

CHAPITRE XI

Nous ne saurions terminer cette rapide histoire des purgatifs sans consacrer quelques lignes aux eaux minérales purgatives, dont l'usage est si répandu et dont un certain nombre ont eu ou ont en ce moment leur heure de vogue et de célébrité.

On s'est suffisamment étendu sur l'action des sels sodiques et magnésiens pour n'avoir que peu de chose à ajouter ici à la composition des eaux naturelles.

On ne citera parmi ces dernières que les principales de celles qui sont dûment autorisées par l'Académie de Médecine, et qui seront divisées en *sulfatées* et en *chlorurées*, les premières étant subdivisées en *sulfatées magnésiennes*, *sulfatées sodiques*, selon que le sulfate de magnésie ou le sulfate de soude domine, et *sulfatées mixtes*, lorsqu'elles contiennent en même temps que les sulfates du chlorure de sodium.

Les eaux *sulfatées magnésiennes* et les eaux *sulfatées mixtes* sont généralement froides et se boivent rarement à la source. Leur composition permet de les transporter et de les conserver longtemps sans altération. Les principales

sont : en France, *l'eau verte de Montmirail-Vacqueyras*; en
Bohême, *Sedlitz*, *Pullna*, *Saidschütz*; en Suisse, *Birmen-
storff*; en Allemagne, *Friedrichshall*; en Hongrie, *Hunyadi-
Janos, Rakoczy, Royale-Hongroise.*

EAU DE MONTMIRAIL

On trouve à Montmirail (Vaucluse) de *l'eau sulfureuse*,
de *l'eau ferrugineuse* et de *l'eau magnésienne*; celle-ci est
la seule purgative; on l'appelle encore *eau verte* et elle
provient d'un lessivage direct des terrains marneux et
gypseux; limpide et transparente, elle possède une saveur
amère non désagréable; c'est la seule eau française qui
soit purgative, mais elle ne le cède en rien, à ce point de
vue, aux différentes eaux étrangères. Voici sa composition,
d'après Ossian Henry :

```
Sulfate de magnésie. . . . . .      9gr,51 par litre
    —     de soude . . . . . . .    5 ,06    —
    —     de chaux . . . . . .      1 ,00    —
Chlorure de magnésium . . .         0 ,85    —
    —       de sodium   )
    —       de calcium  }  . . .    0 ,18    —
Bicarb. de chaux        )
    —     de magnésie   }  . . .    0 ,53    —
Iodures. Traces.
Sels de potasse et d'ammoniaque.            —
Phosphate terreux       )
Silice et alumine       }  . . . .  0 ,59
Sesquioxyde de fer      )
Principe arsénical. Indices.
Humus. Traces.
                                 ________________
            Total . . . . .      17gr,50 par litre
```

Température, 16 degrés.

Laxative à la dose d'un verre; purge à la dose de trois à
quatre verres, sans causer de constipation subséquente.

EAUX DE SEDLITZ ET DE PULLNA

La composition de l'eau de *Sedlitz* a été donnée à propos du sulfate de magnésie.

L'eau de Pullna a la composition suivante :

Sulfate de magnésie.	12^{gr},61
Sulfate de soude.	10 ,70
Chlorure de magnésium	2 ,49
Bicarb. de magnésium.	0 ,50

EAU DE BIRMENSTORFF

C'est une eau suisse ; franchement amère, elle ne laisse pas d'arrière-goût salé, comme les eaux de Bohême ; Bolley lui attribue la composition suivante :

Sulfate de potasse.	0^{gr},1042 par litre
— de soude	7 ,0556	—
— de chaux	1 ,2692	—
— de magnésie. . . .	22 ,0155	—
Chlorure de magnésium . .	0 ,4604	—
Carbonate de chaux . .	0 ,0155	—
— de magnésie . .	0 ,0524	—
Crénate de magnésie. . .	0 ,1010	—
Oxyde de fer	0 ,0107	—
Alumine	0 ,0277	—
Silice	0 ,0502	—
Total	31^{gr},0982 par litre

Un verre à jeun provoque une ou deux selles.

EAUX DE HUNYADI ET DE RAKOCZY

Les environs de Budapest sont riches en sources *sulfatées magnésiennes* et *sulfatées mixtes* ; parmi les premières on trouve *Hunyadi-Lazlo,* parmi les secondes *Hunyadi-Janos, Rakoczy,* etc.

Voici la composition de l'eau de Hunyadi-Lazlo, d'après les chimistes de l'Académie de Médecine :

Sulfate de magnésie. . . .	24^g,2065	par litre
— de soude	22 ,7810	—
— de potasse.	0 ,1592	—
— de chaux	1 ,6292	—
Bicarb. de soude	0 ,6740	—
Chlorure de magnésium . .	1 ,5469	—
Argile	0 ,0140	—
Bi-carb. de fer	0 ,0026	—
Silice	0 ,0584	—
Total	54^g,0718	par litre

Gassot attribue aux eaux de Hunyadi-Janos et de Rakoczy la composition suivante :

	Hunyadi-Janos	Rakoczy
Sulfate de magnésie . . .	22^g,55	25^g,05 par litre
Sulfate de soude.	22 ,55	20 ,82 —
Chlorure de sodium . . .	17 ,04	21 ,14 —

Un demi-verre comme laxatif ; de un à deux verres comme purgatif.

Les eaux *sulfatées sodiques* présentent entre elles des écarts considérables dans la composition, la quantité de sulfate de soude variant par litre de 2 grammes (*Miers*) à 120 grammes (*Villacabras*). Les principales sont : en France, *Miers* et *Brides* ; en Autriche, *Marienbad, Carls-bad* ; en Espagne, *Rubinat, Carabana.*

EAU DE BRIDES

Brides-les-Bains est situé dans le département de la Savoie ; les eaux sont thermales (35 à 36°) ; l'analyse faite à l'École des Mines a donné les résultats suivants :

Chlorure de magnésium . .   0gr,5071 par litre
—   de sodium . . . .   1 ,3601   —
—   de potassium . . .   0 ,0670   —
—   de lithium. Traces.
Sulfate de soude . . . . . .   1 ,6115   —
—   de chaux . . . . .   1 ,8200   —
—   de magnésie . . .   0 ,1941   —
Bicarb. de chaux . . . . .   0 ,4880   —
—   de protoxyde de fer.   0 ,0112   —
Acide carbonique libre . . .   0 ,0857   —
Matières organiques . . .   0 ,0145   —

            Total . . . . .   5gr,9570 par litre

Ces eaux se boivent à la source ; au delà de quatre verres elles sont laxatives et même purgatives ; elles rendent des services dans la constipation opiniâtre, les dyspepsies, l'embarras gastro-intestinal non fébrile, la pléthore abdominale. Dans le traitement de l'obésité elles ne le cèdent en rien aux eaux autrichiennes, en augmentant la sécrétion biliaire et provoquant le rejet de notables quantités de graisse.

L'eau de Brides est contre-indiquée chez les cardiaques, les phtisiques et les cancéreux.

On peut citer à côté de l'eau de Brides l'eau d'Aulus (Ariège) qui devrait ses propriétés purgatives au sulfate de chaux associé aux sulfates de soude et de magnésie.

EAU DE MARIENBAD

Les eaux de Marienbad, petite ville de Bohême, sont *froides* ; leur température est comprise entre 7 et 12 degrés ; le nombre des sources est assez considérable ; la *Kreuzbrunnen*, la plus active, a la composition suivante :

Chlorure de sodium . . . . . 1^{gr},6959 par litre
  —   de lithium . . . .   0 ,0053   —
Sulfate de potasse. . . . .   0 ,0522   —
  —   de soude . . . . .   4 ,9524   —
  —   de strontiane . . .   0 ,0040   —
Bicarb. de soude . . . . .   1 ,6640   —
  —   de lithine . . . .   0 ,0046   —
  —   de chaux . . . .   0 ,7506   —
  —   de strontiane . . .   0 ,0007   —
  —   de magnésie. . . .   0 ,6612   —
  —   d'oxyde de fer . . . 0 ,0484   —
  —   de manganèse . . .   0 ,0042   —
Phosphate de soude . . . .   0 ,0085   —
  —   d'alumine. . .   0 ,0049   —
  —   de chaux. . . .   0 ,0018   —
Silice . . . .   0 ,0021   —
Fluor et brome. Traces.
Matières organiques. . . .   0 ,0079   —
                            ____
        Total. . . 9^{gr},8607 par litre
Acide carbonique libre. . .   1 ,9680   —

Les eaux de Marienbad sont laxatives et en même temps
toniques et reconstituantes, grâce à la présence du fer et
des chlorures. On les emploie avec succès contre les catarrhes chroniques de l'appareil digestif, les dyspepsies, la
pléthore abdominale, l'obésité. Leur usage doit être sur-
veillé, la suractivité fonctionnelle qu'elles provoquent,
pouvant amener chez les pléthoriques des accidents congestifs.

EAU DE CARLSBAD

Carlsbad, également en Bohême, possède un grand nombre de sources *chaudes*, dont la température est comprise
entre 40 et 75 degrés; la plus importante est le *Sprudel*,
dont Ludwig a donné l'analyse suivante :

Carbonate d'oxyde de fer . .   0^{gr},0050 par litre
—   de manganèse . .   0 ,0002   —
—   de magnésie. . .   0 ,1665   —
—   de chaux . . . .   0 ,3214   —
—   de strontiane . .   0 ,0004   —
—   de lithine. . . .   0 ,0123   —
—   de soude . . . .   1 ,2980   —
Sulfate de potasse . . . .   0 ,1862   —
—   de soude. . . . . .   2 ,4053   —
Chlorure de sodium . . . .   1 ,0418   —
Fluorure de sodium . . . .   0 ,0051   —
Borate de soude . . . . . .   0 ,0040   —
Phosphate de chaux. . . . .   0 ,0007   —
Alumine. . . . .   0 ,0004   —
Silice . . . .   0 ,0745   —

Total. . . . 5^{gr},5168 par litre
Gaz acide carbonique libre. .   0^{lit},096

Traces de cæsium, rubidium, brome, iode, arsenic, antimoine, zinc, thallium.

Température : 74 degrés.

Il faut la laisser refroidir pour l'usage interne ; la dose est habituellement de deux à trois verres de 150 grammes par jour.

Les indications de l'eau de Carlsbad la rapprochent de notre eau de Vichy. Elle rend les plus grands services dans les affections de l'appareil digestif, dyspepsies, gastralgies. La *Schlossbrunnen* est indiquée contre les diarrhées scrofuleuses des jeunes sujets, lorsqu'il y a engorgement de ganglions mésentériques. Les constipations opiniâtres et rebelles disparaissent par l'ingestion de l'eau de Carlsbad, accompagnée de bains généraux et de cataplasmes de boues sur le ventre.

Les selles provoquées par l'eau de Carlsbad ont l'apparence de poix fondue, qui leur a valu le nom de *selles critiques* ou *selles carlsbadoises*.

Il est bon de mentionner également le soin et la rigueur avec lesquels est surveillée l'hygiène alimentaire à Carlsbad.

EAU DE RUBINAT

Les eaux purgatives espagnoles : *Rubinat, Carabana, Villacabras*, se font remarquer par leur richesse en sulfate de soude. On a attribué à l'eau de Rubinat la composition suivante :

Sulfate de soude	96gr,275	par litre
— de potasse	0 ,259	—
— de magnésie	3 ,268	—
— de chaux	1 ,949	—
Chlorure de sodium	2 ,055	—
Silice, alumine, oxyde de fer, pertes	0 ,638	—
Total	104gr,444	par litre

Comme laxatif un *verre à liqueur*.

En résumé les eaux sulfatées sont laxatives ou purga tives suivant la dose ingérée ; les selles sont bilieuses avec les sulfatées sodiques.

Les eaux sulfatées sont indiquées contre la constipation, l'obésité, la pléthore abdominale ; mais leur usage doit être continué pendant un certain temps, de quinze jours à un mois. Elles peuvent être remplacées par des solutions salines artificielles, sur lesquelles elles présentent cependant l'avantage d'être mieux tolérées par l'estomac et supportées pendant un temps plus long.

Les eaux purgatives *chlorurées* contiennent surtout du chlorure de sodium, auquel s'ajoute parfois le chlorure de magnésium. Les principales sont : en France, *Bourbon-Lancy, Bourbon-l'Archambault, Balaruc, Bourbonne-les-Bains, Salies-de-Béarn, Châtel-Guyon, Salins* ; à l'étranger, *Niederbronn, Nauheim, Kreuznach, Kissngen, Wiesbaden*.

EAU DE CHÂTEL-GUYON

C'est une eau chlorurosodique et chloruromagnésienne. Châtel-Guyon, commune de l'arrondissement de Riom, compte un certain nombre de sources, généralement chaudes (35° environ) ; l'une des plus importantes, la source Deval, a, d'après l'analyse de M. Carnot, la composition suivante :

```
Bicarbonate de chaux . . . .    2gr,4697 par litre
       —      de magnésie . .   0 ,4215    —
Sulfate de soude . . . . . .    0 ,5215    —
Chlorure  de magnésium    . .   1 ,2168    —
       —      de sodium . .     1 ,8436    —
       —      de potassium . .  0 ,1708    —
       —      de lithium . .    0 ,0250    —
Arséniate de soude.             traces
Silice . . . . . . . . . . .    0 ,1080    —
                               ___________
              Total. . . .     6gr,7859 par litre
Gaz acide carbonique libre .    1,2188     —
```

La quantité des sels dissous varie peu dans les différentes sources.

L'eau de Châtel-Guyon est à la fois reconstituante et laxative ; grâce aux bicarbonates et au chlorure de sodium, les fonctions digestives se font mieux, l'appétit est augmenté, la circulation activée. La seule ingestion de quantités suffisantes produit au bout de quelques jours les effets laxatifs, sans qu'il soit besoin de recourir, comme à Carlsbad ou à Kissingen, à des laxatifs adjuvants ; le chlorure de magnésium a certainement, comme l'a montré Laborde, une grande part dans ces effets laxatifs, qui diminuent cependant lorsque l'eau est consommée loin de la source.

L'acide carbonique dissous dans l'eau de Châtel-Guyon provoque parfois de la lourdeur de tête, de la somnolence et une légère ébriété ; ces accidents disparaîtront si l'on prend la précaution de chasser l'acide carbonique soit par la chaleur, soit par l'évaporation spontanée.

Cette eau est un excellent modificateur de la tunique intestinale et convient en général dans les affections catarrhales des appareils digestif, respiratoire et urinaire, ainsi que dans la dépression des fonctions cérébrales. Comme laxatif on en prendra quatre à cinq verres par jour.

Dans les autres eaux chlorurées, françaises ou étrangères, la proportion du chlorure de magnésium est beaucoup plus faible et l'on trouve surtout du chlorure de sodium, de 2 à 6 grammes par litre ; ces eaux chlorurées simples produisent d'abord, si on les prend à faible dose, un effet astringent ; à doses élevées elles deviennent laxatives et même purgatives ; mais il faut se garder d'en faire un usage immodéré, sous peine de voir survenir des entérites plus ou moins graves.

Ce court aperçu suffit pour montrer que les eaux minérales naturelles occupent une place importante parmi les purgatifs ; certes l'étranger est plus riche que nous en sources purgatives, mais nous pouvons parfaitement nous suffire à nous-mêmes avec les eaux de Montmirail, Châtel-Guyon, Royat, etc., qui répondent suffisamment à tous les besoins de la médication purgative.

Il faut bien savoir également qu'un certain nombre d'eaux étrangères, dites *naturelles*, sont en réalité amenées artificiellement à un degré aréométrique donné ; mais la constance de la densité n'implique pas la constance de la composition chimique et l'on fera bien de s'en tenir aux eaux acceptées par l'Académie de Médecine, dont l'attention a été appelée sur cet important sujet.

FIN

TABLE DES MATIÈRES

CHAPITRE VII

CHAPITRE VIII

CHAPITRE IX

CHAPITRE X

CHAPITRE XI

25433 — PARIS, IMPRIMERIE A. LAHURE

9, rue de Fleurus, 9

Bulletin

des

Annonces

www.ingramcontent.com/pod-product-compliance
Lightning Source LLC
LaVergne TN
LVHW011943180726
843502LV00005B/1315